糖尿病足规范化全程管理手册

主 编 孙子林 杨兵全

U0242441

东南大学出版社
南京

图书在版编目（ＣＩＰ）数据

糖尿病足规范化全程管理手册 / 孙子林，杨兵全主编. -- 南京：东南大学出版社，2019.6
ISBN 978-7-5641-8107-9

Ⅰ. ①糖… Ⅱ. ①孙… ②杨… Ⅲ. ①糖尿病足-防治-手册 Ⅳ. ①R587.2-62

中国版本图书馆CIP数据核字(2018)第266674号

糖尿病足规范化全程管理手册
Tangniaobingzu Guifanhua Quancheng Guanli Shouce

主 编	孙子林 杨兵全
出 版 人	江建中
责任编辑	张 慧
出版发行	东南大学出版社
	（南京市玄武区四牌楼 2 号 邮编：210096）
经 销	全国各地新华书店
印 刷	江阴金马印刷有限公司
开 本	700mm×1000mm 1/16
印 张	9.5
字 数	155 千字
版 次	2019 年 6 月第 1 版
印 次	2019 年 6 月第 1 次印刷
书 号	ISBN 978-7-5641-8107-9
定 价	30.00 元

东大版图书若有印装质量问题，请直接与营销部联系。电话：025-83791830

编者名单

主　编：孙子林　杨兵全
副主编：姜玉峰　殷　汉
主　审：许樟荣
编　委（按姓氏拼音排序）：

陈德清　　重庆市中医院
成志锋　　哈尔滨医科大学附属第四医院
韩　晶　　东南大学附属中大医院
郝岱峰　　解放军总医院第四医学中心
姜玉峰　　战略支援部队特色医学中心
金　晖　　东南大学附属中大医院
李　秋　　山东大学附属省立医院
林　鹤　　东南大学附属中大医院
刘德林　　东南大学附属中大医院
刘莉莉　　东南大学附属中大医院
欧阳晓俊　南京医科大学附属老年医院
孙子林　　东南大学附属中大医院
徐　治　　东南大学附属中大医院
杨兵全　　东南大学附属中大医院
殷　汉　　东南大学附属中大医院
张学军　　东南大学附属中大医院
赵　勇　　东南大学附属中大医院
邹君杰　　南京医科大学第一附属医院

前　言

东南大学附属中大医院 2006 年组建江苏省首家糖尿病足病中心。12 年来，多学科团队团结协作、兢兢业业与糖尿病足"魔"战斗。保住众多患者肢体的喜悦相对短暂，无奈截肢的伤感则难以忘怀。每当一个个或污秽恶臭或肿胀流血的伤口、一个个既痛苦又充满期待的面容闪现在脑海中时，让我们清醒的认识到：糖尿病足病的防治不仅是保肢、治疗伤口的问题，更重要的是让全社会都来认识糖尿病足病的危害，让患者和社区医护人员当好预防糖尿病足病的"守门人"，让糖尿病足病的诊疗更科学、更规范，激发我们把 12 年来的经验教训总结整理出来分享给广大同仁。

中大医院糖尿病足病中心的核心成员来自全国各地的多学科专家——创面修复姜玉峰和郝岱峰，血管外科邹君杰，心理干预徐治，内分泌科李秋、金晖、成志锋、殷汉、欧阳晓俊，骨科张学军、刘德林，整形修复林鹤，中医骨伤陈德清，康复科赵勇，运动康复刘莉莉，教育护理韩晶等，闭门切磋，分析思考糖尿病足病防治过程中存在的问题和解决之道。于是乎，糖尿病足病全程管理的理念应运而生。

何为糖尿病足病全程管理？其含义无外乎针对糖尿病患者足病发生发展整个进程而实施的预防、筛查、教育、诊断、治疗及截肢后康复等全过程管理，最终达到减少足病的发生率及截肢率、提高截肢后生活质量的目的。覆盖糖尿病足三级预防、多学科协作及分级诊疗等内涵。本书着重讲述的不是深奥的理论和复杂技术，而是简单易行的方法、技巧和流程，强调的是规范、突出的是实用。其目的是让各级各类医护人员在工作中随手可阅、阅则有用、用则规范。

该书的出版，不仅有诸君的辛勤劳动和智慧的结晶，更有来自多位前辈和同仁的支持与帮助。中国工程院付小兵院士，中华医学会糖尿病学分会糖尿病足与周围血管病学组前组长、我国糖尿病足病的领军人——许樟荣教授亲自拨冗提笔为本书写序。感谢付小兵院士、许樟荣教授对我们的指导、支持、鼓励和鞭策。

　　本书的出版还得到了江苏省科技厅临床医学科技专项（项目编号：BL2014079）和南京市科技技术委员会（项目编号：201715077）的支持，让我们有足够的经费查阅、研究、讨论和出版此书，在次一并表示感谢！

　　最后，由于知识面的狭窄及经验水平有限，本书难免存在纰漏和不足之处，希望各位读者不吝赐教，促使我们不断改进和提高。

2018 年 11 月于南京

序 一

中国经济的快速发展以及生活方式的改变造成糖尿病患者人数快速增加。不容乐观的是我国糖尿病总体知晓率、治疗率和控制率均低，其防控形势极其严峻。上述情况不可避免地造成糖尿病足溃疡发生率和截肢率升高的严重后果。糖尿病足是糖尿病最严重和治疗费用最高的慢性并发症之一，也是致残致死的重要原因之一，糖尿病足防治工作任重道远。

《糖尿病足规范化全程管理手册》是一本有关糖尿病足规范化管理的学术专著。糖尿病足的规范化管理就是强调糖尿病足的全程管理。它将患者全生命周期纳入一个闭环内进行风险管控，对相关风险因素进行早期干预，强调及早预防、筛查、诊断及规范治疗，从源头上减少糖尿病足的发生，进而避免造成截肢、死亡等严重后果，在有效地提高生活质量的前题下，延长生命周期。它强调以患者为中心，分工合作，共同管理，给患者最及时、最科学合理的个体化治疗。

该书结合最新研究进展，深入浅出解析了国内外相关临床指南，通过表格、流程图等形式加以阐述，具有直观性、系统性、条理性、解析性、可操作性等诸多特点，通俗易懂，适合不同层级相关专业人员阅读。

该书主编孙子林、杨兵全教授都是国内糖尿病足防治和研究领域卓有建树的专家，其他参与编写的作者也都是我国糖尿病足防治相关领域的专家。相信该书的出版不仅对提高广大医务工作者对糖尿病足诊疗水平有良好参考作用，同时对我国糖尿病足防治水平提升也将起到一定推动作用。

预祝参编的同仁取得更大的成绩！

中国工程院院士

中华医学会组织修复与再生分会主任委员

2018 年 11 月

序 二

糖尿病是危及国人健康的重大慢性疾病，其患病率从 1980 年初的 0.67% 增加到 2013 年的 10.9%。中国现有 1.21 亿糖尿病患者。造成糖尿病患者残废和死亡的最重要原因是糖尿病并发症。糖尿病足就是糖尿病患者致残致死的主要原因之一，也是社会的一种沉重负担和一个真正的公共卫生问题，其最主要的不良后果是糖尿病足溃疡和截肢，严重的患者可以死亡。据估计，全球每 30 秒钟就有一个糖尿病患者遭受截肢。

糖尿病足预后很差，与许多癌症相等，甚至要比除了肺癌、胰腺癌以外的大多数癌症的病死率和致残率更高。糖尿病足溃疡患者生存率很低，3 年以内的累计死亡率高达 28%，而在截肢患者则接近 50%。50% ~ 70% 的下肢截肢与糖尿病有关。一个糖尿病患者的截肢，不仅是患者个人的不幸，也是家庭乃至社会的不幸。糖尿病足并发症产生巨大的社会的和患者本人的费用。足病变占用了发达国家 12% ~ 15% 的糖尿病的医疗卫生资源。在发展中国家，这个数目达到 40%。美国的糖尿病医疗费用中三分之一发生于糖尿病足患者。

足溃疡是最常见的糖尿病足形式和常见的糖尿病患者的住院原因，也是造成糖尿病患者截肢的主要原因。据报告，约有 85% 以上的糖尿病患者截肢起因于足溃疡。以后病情恶化到严重感染或坏疽，乃至截肢。5 个溃疡中有 4 个始于外部创伤。约有四分之一的糖尿病患者会在一生中发生足溃疡。所以，预防和降低糖尿病截肢率应该从预防和及早规范的治疗糖尿病足溃疡开始。根据国内外的研究，造成糖尿病足溃疡最常见的原因是神经病变、血管病变及其感染，常见的诱因是穿鞋不合适、胼胝、烫灼伤及水泡等。这些致病的原因是可防可治的，发病的诱因是可以避免和及早处理的。

《糖尿病足规范化全程管理手册》就是强调如何预防、及早筛查诊断及规范治疗糖尿病足的专业参考书，该书内容通俗易懂，深入浅出，极具临床操作性，又结合了最近国内外糖尿病足及相关疾病的研究进展，尤其是贯彻国内外有关糖尿病足的临床指南，非常适合不同级别医院的糖尿病及其足病专科和相关专业人员阅读。基层全科医护人员阅读该手册也会增加对于糖尿病足的认识，提高筛查与处治这类足病的能力，以及了解何种情况下应该及时请有关专家会诊或转诊，从而加强预防，规范治疗，提高足溃疡治愈率，降低糖尿病截肢率，改善糖尿病足患者的生活质量和减少医疗成本及社会负担。

该书的特点之一是强调糖尿病足全程管理，从预防、筛查足病危险因素、及早发现和规范处治糖尿病足溃疡及其不良结局，到截肢后的心理、运动功能的康复与护理。特点之二是强调整个处治的规范化，这正是从社区全科医生护士到三甲医院各级医疗单位的糖尿病足团队所迫切需要的，规范化诊治不仅体现着科学合理、前辈积累的经验和当前先进的科学研究与新技能新技术用于临床实践，造福于患者；还体现医疗均质化，确保医疗质量和医疗费用的合理。特点之三是全程管理之外，还有给人以"横管到边"的感觉，这就是来自不同学科的专家以足病患者为中心，分工合作、共同管理以达到给予患者最及时最科学合理的个体化治疗。这正是现代医疗倡导的以患者为中心、多学科合作的理念。特点之四就是强调三级预防与分级管理，预防糖尿病足从筛查和纠正足病危险因素开始，预防截肢从预防和及早规范治疗足溃疡、纠正足畸形开始，预防患者残疾和死亡要从减少足溃疡复发、适时及早小截肢（截趾）、减少大截肢，以及尽可能降低截肢平面及重视截肢后康复及控制有关发病诱因开始。不同级别医疗单位的医护人员，在糖尿病足的管理和处治方面承担的任务不同，但又互相联系，有及时合理的转诊体系。有条件的还可以实现数据共享，避免重复检查，减少医疗费用和提高医疗与科研效益。

该书主编孙子林教授和杨兵全主任都是留学德国、常年从事糖尿病临床与科研一线的专家，在糖尿病并发症防治尤其是糖尿病足、糖尿病教育与管理方面具有丰富的经验，同时又承担着相关的国家和省级重大科研课题。因此能够看到我国糖尿病足临床诊治与管理方面存在的问题并思考如何解决这些问题。其他参与编写的作者也都是从事糖尿病、创面与感染、骨科、血管外科和临床护理等多学科的专家，都能结合自己的临床实践与国内外的有关进展完成编写任务，为提高我国糖尿病足的防治水平做出贡献。

这是我学习该书的一点体会，愿与该书的作者和读者分享。

许樟荣

解放军 306 医院专家组成员、全军糖尿病诊治中心主任医师、内科教授

中华医学会糖尿病学分会糖尿病足与周围血管病学组顾问

国家心血管疾病专家委员会委员

原国家卫生部慢性疾病预防与控制专家委员会委员

国家卫生健康委员会公共卫生服务专家组成员

国际糖尿病联盟糖尿病足学组成员

国际糖尿病足工作组顾问

亚洲糖尿病学会监事

2018 年 11 月

目　录

第一篇　糖尿病足及其全程管理理论概述

第一章　糖尿病足概述

一、糖尿病足的定义

糖尿病足的概念是由 Oakley 于 1956 年首先提出。1972 年 Catterall 将其定义为因神经病变而失去感觉和因缺血而失去活力、合并感染的足。

糖尿病足的定义

世界卫生组织（WHO）对糖尿病足的定义：糖尿病足是指糖尿病患者由于合并神经病变及各种不同程度周围血管病变而导致下肢感染、溃疡形成和（或）深部组织的破坏。

美国糖尿病学会（ADA）对糖尿病足的定义：糖尿病患者踝关节下方解剖区域合并神经病变、局部缺血和感染而形成组织破坏，导致坏死和截肢的可能。

国际糖尿病联盟（IDF）和国际糖尿病足工作组（IWGDF）对糖尿病足的定义：糖尿病患者出现与下肢远端神经异常和不同程度的周围血管病变相关的足部溃疡、感染和（或）深层组织破坏。

英国健康与最佳医疗研究所（NICE）对糖尿病足的定义：糖尿病患者踝关节以下皮肤和（或）皮下组织的局部损伤。

综上所述，糖尿病足是发生于糖尿病患者，由于下肢神经病变及不同程度下肢远端外周血管病变致足部组织破坏的足部病变综合征，包括足部溃疡、胼胝、感染和（或）炎症、畸形、坏疽或夏科氏关节等。

二、糖尿病足的流行病学

全球目前约有 4.2 亿糖尿病患者，预计到 2040 年，患病人数将达到 6.42亿，而中国糖尿病患者数将由 2015 年的 1.096 亿增加至 1.507 亿，居全球首位。2017 年 12 月，IDF 公布的最新数据显示：全球成人糖尿病人口从 2000 年的 1.51 亿增长到目前的 4.25 亿，预计到 2045 年将达到 6.29 亿；糖耐量受损（impaired glucose tolerance, IGT）人数为 3.52 亿；其中中国糖尿病和 IGT 人数居于全球首位，分别达到 1.14 亿和 4860 万。

随着糖尿病发病率提高，糖尿病足发病率也呈逐年上升趋势。研究显示全世界 3% ~ 10% 的糖尿病患者会合并足部溃疡，在非洲某些地区足病发生率可高达 19%。糖尿病足可以导致患者截肢率、死亡率增高，医疗费用增加，严重影响患者的生活质量，被称为糖尿病最具灾难性的并发症。根据一些前瞻性的调查，糖尿病足溃疡病史可使今后的截肢率增加 2 ~ 3 倍。IDF 报道，每年因糖尿病足截肢的患者占非外伤性截肢的 50% 以上；在全球范围内，所有截肢患者中有 70% 伴有糖尿病，糖尿病患者下肢截肢率为非糖尿病患者的 40 倍，其截肢数每年超过 100 万，意味着每 20 秒就有一个糖尿病患者失去下肢。2010 年我国多中心调查显示三甲医院非创伤性截肢患者中，约 1/3 是糖尿病，且多见于老年人，尤其是文化程度低、经济条件差者，其合并糖尿病并发症多且严重，常存在多种心血管危险因素。多家医院统计数据显示，糖尿病足患者占住院糖尿病患者的 4.0% ~ 12.8%，占门诊糖尿病患者的 2.2% ~ 3.7%，因其难治性和高致残率，显著增加了慢性病管理医疗资源的消耗，并给家庭和社会造成沉重负担。尽管糖尿病足处置困难预后差，美国 1991 ~ 2011 年的调查显示对糖尿病患者采取早期预防筛查和多学科诊治等综合措施可以使糖尿病足截肢率下降约50%，由此可见，通过制定完善的糖尿病足全程管理计划，完全可以做到预防足病的发生、进展，并有效降低其截肢率。

第二章　糖尿病足全程管理理论概述

糖尿病足全程管理是指针对糖尿病患者足病发生发展整个进程而实施的预防、筛查、教育、诊断、治疗及截肢后康复等个性化管理措施，最终达到减少足病的发生率及截肢率，提高截肢后生活质量的目的，涵盖糖尿病足预防、多学科合作及分级诊疗等内容。

1. 预防篇

目前在糖尿病足溃疡发病机制中普遍接受的观点是糖尿病足的三元学说：即糖尿病神经病变、糖尿病缺血病变和局部感染。糖尿病神经病变和下肢血管缺血是造成糖尿病足溃疡的首要因素，流行病学调查结果表明，糖尿病周围神经血管病变发病率在病程 5 年时为 30%，而到 20 年病程时则高达 90%。因此早期糖尿病足的预防应以预防糖尿病神经病变和血管病变等并发症为主要目标。研究显示高血糖、高血脂、高血压、血液高凝状态、高胰岛素血症以及微血管病变等是引起糖尿病神经、血管病变的主要因素。因此，对已诊断的糖尿病患者，加强对血糖、血脂、血压、血凝状况等管理异常重要，此外，培训专科医护人员对糖尿病患者进行足病防护知识的宣教，增强其自我生活习惯的管理也是必不可缺的一环。

2. 筛查篇

IWGDF 最新的糖尿病足诊治指南指出：识别糖尿病足的危险因素，定期检查和评估具有危险因素的足是防治糖尿病足的关键要素。研究表明，大约50% 的糖尿病患者存在一种以上可致足溃疡的危险因素，包括：截肢史、足部溃疡史、足部畸形、外周神经和（或）血管病变、糖尿病肾病、视网膜病变、吸烟、关节活动受限、教育水平低及难以获得医疗保健等。因此对危险因素的筛查和识别是糖尿病足预防的首要任务。

3. 教育篇

糖尿病及其并发症的知识教育贯穿糖尿病的整个过程，对于已经存在神经血管病变的糖尿病足高风险患者以及足溃疡者，针对性地进行个体化足病知识宣教是减少溃疡发生率及复发率的首要措施：包括让患者及其家属认识到糖尿病足的危害性和可防治性；指导患者学会自我管理，通过积极的治疗改善基础病及减少相关危险因素；同时提醒其注意足部日常护理及相关卫生保健知识的学习（详见相应章节）。

4. 诊疗篇

糖尿病足的评估和诊治中需要强调的是内分泌科、骨科、血管外科、烧伤科、影像科等相关科室的协作。多学科联合模式可以有效降低患者死亡率，减少致残率，缩短溃疡愈合时间，降低治疗费用。

糖尿病足全程管理实施流程见图1-1：

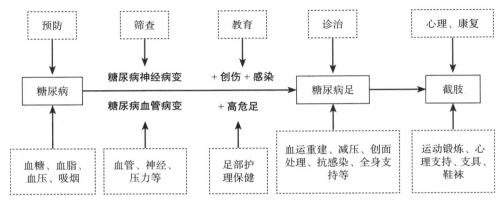

图1-1　糖尿病足全程管理流程图

第三章　医院—社区一体化糖尿病足全程管理

糖尿病足全程管理包括预防、筛查、教育、诊治及康复等不同阶段，涉及医院—社区一体化联动，只有医院和社区共同参与，各司其职，对患者实行分级诊疗和一体化管理，才能达到糖尿病足早发现、早治疗的目的，具体分工如下：

社区是糖尿病足预防最为便利可行的场所，在社区卫生服务中心可加强对糖尿病患者的健康教育和基础治疗，督促患者自我足部护理，并对糖尿病足高危人群进行定期随访筛查；已发生糖尿病足溃疡的患者，应及时转诊到医院进行治疗；对于截肢治疗的患者，由医院转回社区，通过网络或书面资料全面了解患者情况，督促治疗方案连续有效地执行，并进行康复锻炼的指导、监督随访。

医院除了对就诊患者进行生活指导和并发症健康教育、预防糖尿病足发生外，同时负责社区医生和护士的足病专科培训，及时更新社区足病医疗护理知识和理念；提供糖尿病足高危人群筛查和自我足部管理的宣传教育手册和必要的示教设备，定期抽查教育的过程；对于社区严重足病患者应给予会诊指导，并及时接收转诊；对于转入患者，实施院内多学科合作诊治模式，对需要血管重建、外科清创或截肢的患者及时处理，并适时转回社区进行康复锻炼，以减少占床率，增加医院医疗资源的合理使用。

通过医院—社区一体化管理模式，可促进医院和社区共同管理糖尿病足患者，既发挥了区域化糖尿病足诊治中心的核心指导作用，又提高了社区的专科水平，增强患者对社区的信任度，方便患者就近接受筛查教育和基础诊治，减少花费，使医疗资源的分配更加合理，对足病各阶段防治均有重要意义。

糖尿病足医院—社区一体化管理流程如图 1-2：

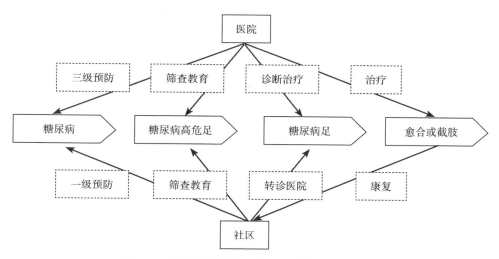

图 1-2　糖尿病足医院—社区一体化管理流程图

（孙子林）

第二篇　糖尿病足预防

第一章　一级预防

糖尿病足一级预防主要是针对病因预防，通过定期筛查发现糖尿病足高危人群，采取综合性防治策略纠正或去除糖尿病足相关的各种危险因素和可能病因，以达到减少糖尿病足发生的目的。具体包括以下内容：

1. 发病危险因素筛查

（1）糖尿病足高危人群定义：指目前没有足部溃疡，有确定的糖尿病，并具有下列危险因素中的一条或几条：截肢史、足部溃疡史、足部畸形、外周神经和（或）血管病变、糖尿病肾病、糖尿病视网膜病变、吸烟、关节活动受限、教育水平低及难以获得医疗保健。

（2）病史询问：是否糖尿病长病程、高龄，既往有无足部外伤或手术史，有无糖尿病足溃疡史，既往血糖控制、烟酒史、运动情况；对存在高危因素者应加强糖尿病足相关防护知识宣教，提高患者对糖尿病足危害性和可防治性的认识。这部分内容主要由门诊医生或糖尿病足专科护士完成。

（3）体格检查：皮肤颜色、温度、是否菲薄、干燥，有无脚癣、胼胝、皲裂，是否存在足部畸形（如高弓足、锤状趾、爪形趾、叠趾、跚外翻等）、足关节活动障碍，有无静脉曲张、足背动脉搏动减弱等。

（4）辅助检查：空腹及餐后血糖、糖化血红蛋白（HbA1c）、血脂谱、尿微量白蛋白/肌酐（UACR）、眼底照相、踝肱比（ABI）、经皮氧分压（TcPO$_2$）、皮温及足底压力测定等。其中足底压力测定指通过足底压力检测仪进行足底压力测定，对压力分布异常的区域进行早期干预，如定制个体化鞋、鞋垫、袜等，避免足底溃疡的发生。眼底检查如提示严重非增殖期或增殖期病变者应及时请眼科会诊。糖尿病周围血管及周围神经病变筛查及诊治详见相关章节。

2. 病因防治

（1）控制体重、戒烟酒、加强活动、糖尿病及足病防护知识宣教等。

（2）改善糖代谢异常，加用他汀类调脂药物，使用 ACEI、ARB 类药物降压、减少尿蛋白排泄，适当给予营养神经、改善循环及抗血小板聚集的药物。

（3）对于真菌感染、湿疹、皮肤干燥皲裂者可请皮肤科会诊进行对症处理；对于足底压力分布异常、足部畸形或关节活动障碍者，可给予定制个体化鞋（垫），严重者可考虑骨科、运动康复科进行手术矫正或配戴相应矫形器。存在糖尿病肾病、糖尿病视网膜病变者亦应及时至相关科室进行诊治。

糖尿病足一级预防流程见图 2-1，糖尿病代谢控制目标见表 2-1。

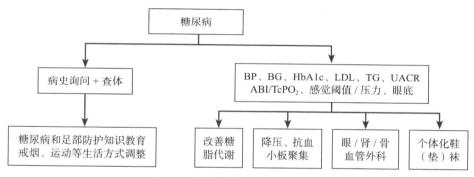

图 2-1　糖尿病足一级预防流程图

表 2-1　糖尿病代谢控制目标

指标	目标值
血糖（mmol/l）　空腹 　　　　　　　　非空腹	4.4 ~ 7.0 10.0
糖化血红蛋白（%）	<7.0
血压（mmHg）	<130/80
总胆固醇（mmol/l）	<4.5
高密度脂蛋白胆固醇（mmol/l） 　　男性 　　女性	 >1.0 >1.3

（续表）

指标	目标值
三酰甘油（mmol/l）	＜1.7
低密度脂蛋白胆固醇（mmol/l） 　　未合并冠心病 　　合并冠心病	＜2.6 ＜1.8
尿白蛋白/肌酐比值（mg/mmol） 　　男性 　　女性	＜2.5 ＜3.5
体质指数（kg/m²）	＜24.0
主动有氧活动（min/周）	≥150.0

第二章　二级预防

糖尿病足二级预防，主要指针对已发生糖尿病足溃疡人群（Wagner 1-5 级）进行专业化诊治，在综合评估基础上做好多学科合作和分级诊疗工作（详见相关章节），及时对糖尿病足溃疡患者进行规范化诊治，以避免或减少糖尿病足截肢（趾）的发生。

包括以下内容：

1. 全面综合性评估　主要包括全身、下肢及创面三个层次的评估（见表 2-2）。

2. 分级诊疗　我国 80% 以上的糖尿病患者初诊于区县级及以下基层医疗机构，因此基层医疗卫生机构在糖尿病足诊治中居于不可或缺的地位，但糖尿病足溃疡患者多为高龄、并发症和合并症较多，感染重、全身血管条件差，且存在多种代谢异常和营养障碍，病情进展快，接诊医院和科室应根据患者综合评估结果，结合本医院级别（诊疗水平）对患者进行分级管理，建立双向转诊平台（详见第六篇第十二章）。

表 2-2　糖尿病足溃疡评估内容

评价项目	临床表现	辅助检查
全身评估	营养代谢：代谢紊乱、贫血、低蛋白等	血糖、血脂、血常规、肝功能
	酸碱电解质：酸中毒、低钾、低钙等	血气、电解质、渗透压
全身评估	炎症：发热、低血压、呼吸心跳增快	血常规、CRP、ESR、PCT 等
	合并或并发症：心肺脑肾等功能不全	ECG、CTnI、BNP、肾功能、胸片
	心理认知：谵妄、痴呆、抑郁、焦虑	与患者及家人交流，填心理量表
下肢评估	足部畸形、Charcot 关节病	查体及影像学检查
	动脉：间歇性跛行、静息痛、坏疽	触诊、ABI、TcPO$_2$、彩超、CTA
	静脉：水肿、静脉曲张或血栓	血管彩超
	神经：感觉缺失、肌肉萎缩、干燥	触觉、温度觉、震动觉
创面评估	创面位置、面积及深度	视诊、探针、专业软件测量
	有无渗液、量、颜色、气味	视觉、嗅觉
	有无蜂窝组织炎、深部脓肿、骨髓炎	探针、影像学（X 片、MRI 等）

3. 多学科合作　由于这些患者往往合并多种严重的糖尿病并发症，足溃疡病情复杂，涉及皮肤、骨、康复、血管介入、心血管、感染、眼及肾脏等多个学科，故需多学科合作进行诊治，如严重缺血患者应由血管介入科行下肢血运重建治疗，存在威胁肢体或生命的严重感染则需及时请骨科进行清创引流等（详见第六篇第十一章）。只有建立多学科合作的管理模式才能完成对糖尿病足溃疡的规范化综合诊治，实现提高溃疡愈合率，避免或减少截肢（趾）率的二级预防目标。

糖尿病足二级预防流程见图 2-2：

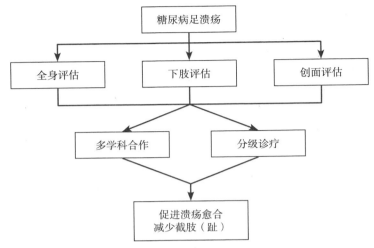

图 2-2　糖尿病足二级预防流程图

第三章　三级预防

糖尿病足三级预防即为截肢（趾）后预防，主要指对糖尿病足截肢（趾）患者采取及时、有效的诊治措施，防止病情进展，预防并发症和（或）合并症出现，降低死亡和严重残疾的风险，促使运动功能恢复及心理康复。

糖尿病足截肢（趾）患者多为高龄，血管神经病变较重，存在多个合并症和并发症，且截肢后运动能力下降，导致其心脑血管事件和全身感染等风险的发生明显增高，同时这些患者也不同程度地出现抑郁、焦虑等心理认知功能障碍。国外研究显示糖尿病足患者截肢后 5 年死亡率高达 40%～50%；因此对于截肢（趾）后的患者应及时做好心脑肾等重要脏器合并症和并发症的评估和防治，积极做好术后行动能力的恢复（如安装义肢），对于存在严重足部畸形患者则应考虑个体化鞋（垫）、支具，甚至矫正治疗，同时要注重患者心理调适，使其感受到来自家庭和社会的支持，以达到减少死亡和严重残疾的目的。

糖尿病足三级预防流程见图 2-3：

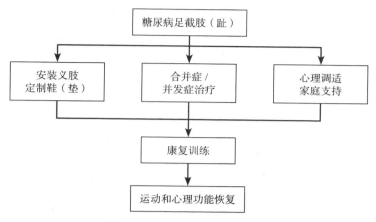

图 2-3　糖尿病足三级预防流程

（殷　汉）

第三篇　糖尿病足患者的教育

第一章　教育方式

教育是糖尿病防治的基石。在糖尿病足的管理中，我们始终秉持着"防重于治"的理念，教育对于糖尿病足患者尤为重要。常见的教育方式有大课堂教育、小组教育、个体化教育、同伴支持、移动管理平台等，需根据患者的糖尿病病程、并发症、治疗方式、足病类型与严重程度及其危险因素或诱发因素、文化层次等因素综合考虑为患者提供合适的教育方式。

1. 大课堂教育是指以课堂授课的形式由医学专家或糖尿病专业护士为患者讲解糖尿病相关知识，每次课时 1.5 小时左右，患者人数在 50 ~ 200 人不等。适用于普及糖尿病相关知识。

2. 小组教育是指糖尿病专业护士针对多个患者的共同问题同时与他们沟通并给予指导，每次教育时间 1 小时左右，患者人数在 10 ~ 15 人，最多不超过 20 人。适用于糖尿病自我管理相关技能培训，如足部日常护理、胰岛素注射技能培训等。

3. 个体化教育是指教育者与患者进行一对一指导和沟通，帮助患者解决个性化的问题，如：足部特殊情况的应对及护理、血糖图谱解读等。

4. 同伴支持是指具有相似疾病或身体状况经历的人们之间在生活实践、社会和情感、心理方面的互帮互助。由一个拥有丰富糖尿病自我管理知识和经验的糖尿病患者，去教育和帮助身边的其他糖尿病患者，共享相似的人生经历，彼此聆听、讨论问题并给予支持，能分享许多医务人员没有的病患知识及经验。适合于为患者在日常生活中提供长期、有效的自我管理支持。

5. 移动管理平台是基于移动互联网的远程医疗技术，为患者提供糖尿病自我管理知识、信息，融入血糖监测、饮食运动管理等模块，患者还可通过此类平台获取专业医护人员在线指导。该模式可以为患者制定个体化的糖尿病自我管理方案，并能远程监督反馈患者对于该方案的执行情况，对于工作繁忙，就医不便的糖尿病患者尤为适用。

第二章　分级教育

在糖尿病分级诊疗不断推进的过程中，如何充分发挥各级医疗机构的优势，整合各级医疗机构的资源，让糖尿病患者在各级医疗机构中获得相应的教育管理支持，是有效管理糖尿病患者，延缓及治疗糖尿病并发症的关键。

社区是糖尿病足病预防的重要场所，在社区卫生服务中加强对糖尿病患者的基础治疗，筛查糖尿病足病危险因素，对糖尿病足高危人群进行管理和健康教育，做到糖尿病足早期发现、早期转诊。

一、基础的健康教育

（1）对象：社区居民和一般糖尿病患者。

（2）方法：主要包括以下方式：① 媒体宣传：广播、电视、报纸杂志；② 有小区特色的宣传形式：健康教育画廊、专栏、播放录像、张贴和发放健康教育材料等；③ 举办健康教育讲座等。

（3）内容：主要包括糖尿病预防、糖尿病治疗和随访管理及糖尿病足筛查、预防的核心知识和技能。

二、分级的健康教育

1. 糖尿病足低危患者健康教育

（1）对象：经糖尿病足病危险因素筛查确定糖尿病足危险分级为低危（无糖尿病足相关高危因素）的患者。

（2）方法：同基础健康教育。

（3）内容：在基础健康教育基础上，增加糖尿病足病危险评估；每年筛查感觉神经病变和周围血管病变。

2. 糖尿病足高危患者健康教育

（1）对象：经糖尿病足危险因素筛查确定糖尿病足危险分级为高危的患者。

（2）方法：在基础健康教育基础上，增加感觉神经病变和周围血管病变／糖尿病足筛查频度的建议；传授糖尿病足预防和日常足部护理的知识和技能；增加患者自我管理小组教育等强化健康教育。

（3）内容：糖尿病足低危患者健康教育基础上，增加患者自我护理及家庭护理支持的内容。

3. 已发生糖尿病足溃疡患者健康教育

尽可能转诊至三级医院进行全面诊治。因为在糖尿病足的治疗过程中，既需要针对足部病变的局部处理，又需要对患者全身状况进行综合治疗，可能涉及内分泌代谢科、营养科、骨科、介入科、整形科、感染科等医师的配合，这样才能最大限度地保证患者生命安全，为足溃疡的处理奠定基础。对已发生足溃疡的患者教育内容如下：

（1）一级健康教育

① 对象：经伤口评估确诊为 Wagner 1～2 级的患者。

② 方法：在自我管理小组教育等强化健康教育基础上，增加个体及家人支持教育。

③ 内容：主要包括糖尿病足病预防和日常足部护理知识和技能的评估与强化、足溃疡发生原因的探讨及相关预防、伤口治疗护理配合的健康教育、糖尿病足病危险评估、感觉神经病变和周围血管病变／糖尿病足筛查频度的建议。

（2）二级健康教育

① 对象：经伤口评估确诊为 Wagner 3 级的患者。

② 方法：此级患者必须刻不容缓的接受治疗，尤其是外科清创，再辅以相应的健康教育。

③ 内容：一级健康教育基础上，增加糖尿病足合并心脑血管疾病风险进行预防的相关指导，告知伤口清创换药的必要性。强调患者对基础治疗和患者自我护理的依从性。

（3）三级健康教育

① 对象：经伤口评估确诊为 Wagner4～5 级的患者。

② 方法：同二级健康教育，必要时增加同伴教育或移动医疗管理以强化患者管理。

③ 内容：一级、二级健康教育基础上，加强心理疏导，告知血管重建、截肢（趾）等外科干预必要性及相关风险，增加截肢（趾）后康复训练指导。关注未发生溃疡的肢体／部位，做好预防护理指导，防止足溃疡新发、复发以及心脑血管等合并症的发生。

第三章　教育内容

一、足部检查和护理

1. 养成每天检查足的习惯

每日检查双足，及时发现潜在问题。选择在脱鞋袜后、洗脚前进行，检查时须有良好的光线，如需开灯，应选择白色光源，避免黄色或其他颜色灯光，视力不好者需戴上眼镜。

检查部位包括足背、足底、足趾、趾甲，特别是足趾间、足背外侧容易遗漏。高龄或行动不便者，足底等部位自己不便检查，可以用镜子反射以便检查全面，必要时需要有经验的他人来帮助检查。

检查内容包括皮肤是否干燥、皲裂；有无颜色或温度异常；有无鸡眼、胼胝（老茧）、趾甲异常（内生甲、嵌甲）；有无各种损伤、擦伤、水疱、瘀血、红肿、溃疡、感染（包括霉菌感染）迹象；足部动脉搏动情况：能否触及、是否有力等。

2. 学会正确的洗脚方法

每日进行足部清洁，水温低于 37℃，泡脚时间不要超过 10 min，以免过高的温度或泡脚时间过长造成足部伤害。由于糖尿病患者常伴有周围神经病变，出现足部保护性感觉缺失，因此洗脚前应用手或温度计测量水的温度。足部清洁时可使用中性肥皂。

洗毕擦干双足，尤其是足趾间水分。宜选用白色或浅色毛巾，以便及时发现出血和渗液。

3. 保持足部皮肤的健康

（1）糖尿病自主神经病变使汗液分泌减少或无汗，导致皮肤干燥、皲裂，甚至诱发感染。为防止皮肤干裂，建议每次洗完脚后使用护足霜，并进行局部按摩。足跟严重皲者裂，可使用含尿素的特殊皲裂霜。但应注意不可将护理霜涂抹于足趾间或溃疡伤口上，以免引发感染。

（2）易发生真菌感染或脚汗较多者，应保持足趾间干爽，如果足趾间因潮湿发白、浸渍，可使用杀灭真菌的药物及时治疗。

（3）不要自行修剪或使用化学制剂处理胼胝、鸡眼。

（4）不光脚穿鞋，任何时候不可赤脚行走，尤其是各种健身场所的鹅卵石路。避免去人多拥挤的地方，以免被踩伤。

（5）夏季不穿露足趾的鞋子；冬季不可使用热水袋、电热毯、暖脚壶等直接接触热源，不要离取暖器等热源太近，可使用空调取暖。

（6）选择合适的运动锻炼方法。由于过度的行走会增加双足的局部压力，因此糖尿病患者应适当控制散步行走，而选择游泳、骑脚踏车等有氧运动帮助控制糖尿病并减少足部并发症。

4. 细心修剪趾甲

（1）水平地修剪趾甲，避免两侧剪得过深，以免发生甲沟炎及嵌甲。

（2）用指甲锉磨钝趾甲边缘，避免损伤相邻的足趾。

（3）自行修剪时，确保能看得很清楚。视力较差者，不要自己修剪趾甲。

（4）修剪工具尽可能专人专用。不到公共浴室修脚，以防交叉感染。

二、选择舒适的鞋袜

1. 合适的鞋子

糖尿病患者选择合适的鞋至关重要，其原则是：① 轻便合脚，尺码不能小，也不能太大，以足趾能完全伸直且可稍微活动为宜。② 选系鞋带或尼龙搭扣的鞋。③ 宽敞的足趾空间：圆形鞋头、足趾部有足够宽度和深度，当患者站立时，鞋顶端离最长的脚趾要留出 1 cm 的距离，鞋的侧部不应使旁边的脚趾受到挤压。④ 透气好，面料选用弹力合成纤维面料或优质软皮，同时鞋面要有一定的硬度，才能起到保护作用。⑤ 鞋内平整光滑，无接缝，防止摩擦损伤。⑥ 减震的鞋底：鞋底要有一定的厚度，也不能太软，多采用平跟橡胶鞋底，鞋后部有一定的自然弧度。⑦ 不要穿鞋跟高于 5 cm 的高跟鞋、底过高的松糕鞋、夹趾拖鞋、尖头皮鞋、超薄平底鞋。⑧ 某些患者存在足底压力异常升高、足部畸形、夏科氏关节病等，需要定制个体化的处方鞋。

2. 正确买鞋和穿鞋

① 选择下午时间买鞋。下午足部都会有一定的肿胀，上午试穿合适，下午则可能不合适。② 买鞋时，需穿着袜子试鞋，两只脚同时站立试鞋，动作要慢。③ 穿新鞋 20 ~ 30 分钟后应脱下，检查双脚是否有压红或摩擦的痕迹；并且从每天穿 1 ~ 2 小时开始，逐渐增加穿戴时间，确保及时发现潜在的问题。④ 穿鞋前，应检查鞋里是否存在粗糙的接缝或异物。⑤ 穿鞋动作要慢。

3. 合适的袜子

袜子对足部保护也起到重要作用。选择袜子时应注意：① 选择使用天然材料，如棉线、羊毛等制成的袜子，不宜穿不透气的尼龙或涤纶袜；② 袜子不宜太小，也不能太大；③ 袜子的上口不宜太紧，不穿分趾袜，否则会影响足部的血液循环，不宜穿弹力袜或丝袜；④ 袜子的内部接缝不能太粗糙，否则会对足部造成伤害。有破损的袜子不可以再穿着；⑤ 宜选择浅色的袜子，以便当足部受伤有脓、血、组织液渗出时能及时发现；⑥ 做到每天更换。

三、正确处理足部常见问题

1. 真菌感染

俗称"脚癣""脚气"等。足部皮肤潮湿，出脚汗多的人，容易受真菌感染。

（1）预防：穿透气性好的鞋袜，每天洗脚，更换鞋袜，保持足部干燥。鞋袜需阳光晾晒。

（2）处理：使用抗真菌药膏，如硝酸咪康唑、联苯唑软膏等涂于患处，或用抗真菌药粉扑于鞋内防止真菌繁殖；病情严重的患者遵医嘱内服抗真菌药。

2. 胼胝及鸡眼

硬的胼胝及鸡眼不断压迫皮下软组织可发生血肿及软组织坏死，继而形成溃疡、脓肿及坏疽。

（1）预防：穿合适的鞋袜，必要时定做特定的减压支具。

（2）处理：患者绝不可以擅自用刀片割，更不能使用腐蚀性药物处理鸡眼，以免周围皮肤或组织的溃烂和坏死。需要请专职足病诊疗师处理。

3. 皮肤皲裂

多由于皮肤干燥、真菌感染引起。

（1）预防：每日洗脚后涂抹护足霜，以保持皮肤湿润。

（2）处理：真菌感染者外用抗真菌软膏，干裂者可贴胶布或水胶体敷料，以减轻疼痛。

4. 水疱

糖尿病患者足部血液循环不良，皮肤抵抗能力弱，受挤压或摩擦后容易导致水疱发生。

（1）预防：穿着合适的鞋袜。

（2）处理：患者应避免继续摩擦局部；不能弄破水疱以免受细菌感染，宜去医院在无菌操作下抽出液体，以无菌纱布覆盖。水疱干后形成痂皮，应任其自然脱落，切勿强行剥脱。

5. 足部受伤的急症处理

患者可自行用清水或盐水清洗伤口，然后用无菌纱布覆盖，每天更换敷料。避免使用酒精、碘酒等刺激性强的消毒剂，更不能使用紫药水等深色消毒剂。如果伤口在 24～48 小时内未愈合，或局部出现红、热、肿等表现，即使不感觉任何疼痛，也应立即去医院就诊。因为有糖尿病周围神经病变的患者可能感觉不到任何疼痛。

第四章 教育者培训

作为糖尿病教育者，必须全面综合掌握糖尿病治疗护理相关知识，才能有针对性对患者实施适宜的健康教育。因此对教育者的培训，除相关知识的理论培训外，必须有相关技能的实践培训，详见表3-1。

表3-1 糖尿病教育者的培训方式及内容

培训方式	内　　容	学时
理论	糖尿病概论	1
理论＋实践	糖尿病饮食疗法	4
理论	糖尿病运动疗法	2
理论＋实践	自我血糖监测技术及血糖波动原因分析	2
理论＋实践	胰岛素注射技术	2
理论＋实践	糖尿病足部护理	2
理论	低血糖的急救及预防	1
理论	糖尿病并发症的识别及预防	1
理论＋实践	糖尿病患者管理方法及技巧	4
理论	糖尿病患者常见心理问题及应对措施	1

第五章 教育效果评估

1. 糖尿病足低危人群（无糖尿病足病发生高危因素，VPT 0～10 V；ABI 0.9～1.3；$TcPO_2$>40 mmHg）

（1）评价内容

- 生活方式：饮食、运动、用药、吸烟。
- 代谢指标：血糖、血脂、血压。

- 足部筛查结果：神经感觉阈值测定、ABI。
- 足部自我管理行为：鞋袜的选择、每日检查足部、正确洗脚、修剪趾甲。

（2）评价工具

- 量表：糖尿病患者自我管理行为量表（SDSCA）、糖尿病患者知识量表（ADKnowl）

（3）评价时机

- 每季度进行代谢指标评价。
- 每年进行足病全面筛查 1 次。
- 每半年至 1 年评估患者生活方式及足部自我护理情况。

2. 糖尿病足高危人群（目前未发生足溃疡，但存在糖尿病足高危因素，VPT >10 V；ABI < 0.9；$TcPO_2 < 40$ mmHg）

（1）评价内容：在一级的基础上增加足底压力测定、减压方式。

（2）评价工具：同上。

（3）评价时机

- 每季度进行代谢指标评价。
- 每季度进行足病筛查 1 次。
- 每季度评估患者生活方式及足部自我护理情况。

3. 已发生糖尿病足溃疡患者

（1）评价内容

- 在前面教育基础上进行营养支持、心理调适、清创换药、减压及后期康复训练等知识传授，增加足部治疗依从性的评价
- 关注未发生溃疡的肢体／部位，做好预防护理，防止足溃疡新发、复发。

（2）评价工具：同上。

（3）评价时机

- 每季度进行代谢指标评价。
- 每季度进行足病筛查 1 次。
- 每季度评估患者生活方式及足部自我护理情况。

第六章　教育实施路径

教育实施路径见图3-1：

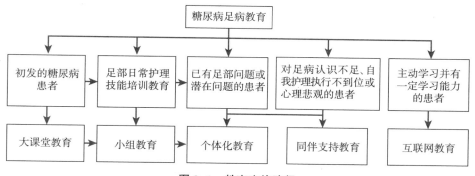

图 3-1　教育实施路径

（韩　晶）

第四篇　糖尿病足筛查与评估

第一章　糖尿病神经病变的筛查与评估

糖尿病周围神经病变（Diabetic Peripheral Neuropathy，DPN）是指在排除其他原因的情况下，糖尿病患者出现周围神经功能障碍相关的症状和（或）体征。

由于缺乏统一的诊断标准和检测方法，其患病率有较大差异。DPN 包括 5 型，根据受损的部位及临床表现分型见图 4-1，其中最常见类型是远端对称性多发性神经病变（DSPN），本章主要讲述 DSPN 的筛查和评估。

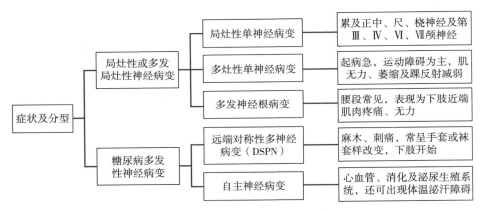

图 4-1　DPN 根据受损的部位及临床表现分型图

1. 病因和发病机制：尚未完全阐明，目前认为与代谢紊乱所导致的氧化应激、多元醇途径增强、晚期糖基化产物积聚、血管性缺血缺氧、神经生长因子缺乏等相关。自身免疫、维生素缺乏、遗传和环境因素等亦参与其中。

2. DSPN 症状及体征：病情多隐匿，进展缓慢。主要症状为四肢末端麻木、刺痛、感觉异常，通常呈手套或袜套样分布，多从下肢开始，对称发生，呈长度依赖性。症状夜间加剧。体格检查示足部皮肤色泽黯淡，汗毛稀少，皮温较低；痛温觉、振动觉减退或缺失，踝反射正常或仅轻度减弱，运动功能基本完好。DSPN 诊断和筛查流程见图 4-2 所示：

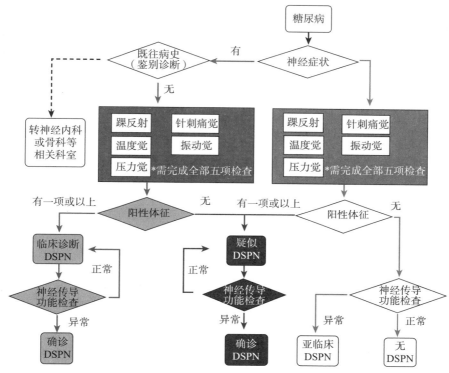

图 4-2　DSPN 诊断和筛查流程图

摘自《中国 2 型糖尿病防治指南》2017 版。

3. 5 项常规筛查：踝反射、针刺痛觉、振动觉、压力觉、温度觉（表 4-1）。

表 4-1　5 项检查操作方法、评判标准及注意事项

	痛觉	温度觉	压力觉
筛查方法	用大头针轻刺足底第 1、第 3、第 5 趾腹部及跖底皮肤，询问有无疼痛及疼痛程度，若无痛觉，再刺足外侧及足背皮肤	水杯法：分别用盛冷水（5～10 ℃）和热水（40～45 ℃）的玻璃试管接触皮肤；Tip-therm 法：用凉温觉检查仪（金属端为凉觉，聚酯端为温觉）两端分别垂直置于足背皮肤。嘱患者报告"冷"或"热"，"凉"或"温"	常用 10 g 单丝进行检测：以双足踇趾及第 Ⅰ、第 Ⅴ 跖骨头的掌面为检查部位，将单丝垂直置于检查部位，用手按其另一端轻轻施压使之弯曲，持续 1～2 秒，在病人闭眼的状况下，回答是否感觉到单丝的刺激，于每个部位各测试 3 次

（续表）

	痛觉	温度觉	压力觉
结果判断	**正常**：感觉到轻度疼痛，能忍受； **减退或消失**：有感觉，但感觉不到疼痛或无感觉； **过敏**：轻触即感觉疼痛，难以忍受 任意一侧针刺痛觉消失，即判断为阳性；双侧针刺痛觉存在则判断为阴性	无感觉或比较不出差异，为温度觉消失	**压力觉缺失**：3 次中 2 次以上回答错误； **压力觉存在**：3 次中 2 次以上回答正确。 任意一侧压力觉缺失，即判断为阳性，双侧压力觉存在，则判断为阴性
注意事项	如果发现局部痛觉减退或过敏，嘱患者比较与正常区域的差异程度	检查前可让患者用手背感知冷热，检查时避免看到设备	勿将单丝在皮肤上滑动或在同一部位反复检查

	振动觉		踝反射
	128 Hz 音叉	**振动感觉阈值**	
筛查方法	患者平卧位，暴露双足，首先将 128 Hz 音叉放在其手部（或前额），让其体会正常振动的感觉，后将振动的音叉末端置于双足拇趾背面的骨隆突处各测试 3 次，在病人闭眼状况下，询问能否感觉到音叉振动并计算振动消失的时间	用 Bio-Thesiometer 感觉定量检查仪，检测患者能感知振动时的电压值。将检查仪的振动端置于第 1 趾关节骨突出处，打开电源，逐渐加压至患者有振动感，记录此时的电压值，单位为伏特（V）	患者双足置于平面，背屈 30°~45° 或跪于椅上，使足自然下垂，用叩诊锤轻敲患者的跟腱。卧位时足跟不能离开床面，检查中保证小腿完全放松
结果判断	**振动觉正常**：能正确回答 3 次检查中至少 2 次者； **振动觉减退**：患者正确回答 3 次检查中的 1 次； **振动觉缺失**：患者完全无振动感，3 次回答均错误	**正常**：VPT < 15 V； **临界**：VPT 16~25 V，可疑周围神经病变； **异常**：VPT > 25 V	**反射亢进**：轻触碰即有屈曲者； **反射减弱**：屈曲不明显者； **反射缺失**：重扣亦不能向跖侧屈。 当双侧踝反射同时出现减弱或消失时判断为阳性；只有单侧出现踝反射减弱、消失亢进或正常时均判断为阴性
注意事项	检查过程中鼓励患者做出积极回应		只有单侧反射减弱或缺失，可能是骶髓发生病变，注意排除

4. 需要注意的共性问题

（1）双侧都要检查（除踝反射要双侧同时减弱或消失才可判断为阳性外，其余四项感觉只要单侧异常或缺失就可判断为阳性）。

（2）检查环境安静、舒适，温度适宜（25℃左右）。

（3）注意避开胼胝、溃疡、疤痕和坏死组织等部位。

（4）检查前先检查患者的正常感觉／反射部位作为参照。

（5）不要让患者看到或听到筛查仪器，以免对患者判断造成主观干扰。

5. 筛查频率

2 型糖尿病患者自确诊时进行第一次筛查，1 型糖尿病患者糖尿病病程 5 年以上者，应每年筛查 1 次；有神经病变者需要 3～6 个月复查 1 次。

6. DSPN 诊断标准

（1）明确的糖尿病病史。

（2）诊断糖尿病时或之后出现的神经病变。

（3）临床症状（疼痛、麻木、感觉异常等）和体征与 DPN 的表现相符。

（4）有症状者，5 项检查（踝反射、痛觉、振动觉、压力觉、温度觉）中任 1 项异常。

（5）无症状者，5 项检查中任 2 项异常，临床诊断为 DPN。

对于无症状的糖尿病患者，电生理检查有助于发现其亚临床周围神经病变。当病史和体检已经能够明确周围神经病变及其类型时，神经电生理检查并非必需。皮肤活体组织检查有助于小纤维神经病的诊断。

7. 诊断分层

DSPN 诊断分层见表 4-2：

表 4-2　DSPN 诊断分层

诊　　断	内　　容
确诊	有糖尿病远端对称性多发性神经病变的症状或体征，同时存在神经传导功能异常
临床诊断	有糖尿病远端对称性多发性神经病变的症状及 1 项体征为阳性，或无症状但有 2 项以上（含 2 项）体征为阳性
疑似	有糖尿病远端对称性多发性神经病变的症状但无体征，或无症状但有 1 项体征阳性
亚临床	无症状和体征，仅存在神经传导功能异常

8. 鉴别诊断

糖尿病周围神经病变诊断为排他性诊断，需鉴别排除其他病因引起的神经病变，如颈腰椎病变（神经根压迫、椎管狭窄、颈腰椎退行性变）、脑梗死、格林－巴利综合征，排除严重动静脉血管性病变（静脉栓塞、淋巴管炎）等，尚需鉴别药物尤其是化疗药物引起的神经毒性作用以及肾功能不全引起的代谢毒物对神经的损伤。根据患者临床表现的差异，可选择不同的辅助检查进行鉴别，如：血常规、肝肾功能、肿瘤筛查、免疫指标、免疫固定电泳、甲状腺功能、叶酸和维生素 B_{12} 检测等，以及影像学检查，必要时可进行毒物筛查、腰椎穿刺脑脊液及神经肌电图等检查。

（殷　汉）

第二章　糖尿病周围血管病变的筛查与评估

糖尿病周围血管病变，是指除心脑血管、肾血管和视网膜血管病变之外的肢体大动脉和中小动脉的粥样硬化和微血管病变，是糖尿病最常见的慢性并发症之一，在糖尿病患者中周围血管病变的发生率达到 38%。糖尿病周围血管病变患者常合并周围神经病变等因素导致临床表现不典型，给早期诊断带来困难，从而延误患者治疗。因此，应该重视糖尿病周围血管病变的筛查与评估工作，早期发现，早期治疗，提高糖尿病患者生活质量，降低截肢率。

1. 典型的临床表现

下肢动脉硬化闭塞症患者典型的临床表现根据缺血程度的不同可表现为行走时肢体乏力，大腿或小腿肌肉疼痛；也可表现为痉挛、麻木，与活动的程度成正比，休息后症状多在 5～10 min 内完全缓解，无需患者一定采取坐位。临床上称为血管性间歇性跛行。如果肢体缺血进一步加重，在休息时出现肢体疼痛，特别是夜间疼痛加重称为静息痛。多始于下肢最远端，前足与足趾受累最常见。下肢下垂时症状可有缓解，当患者平卧或者下肢抬高时疼痛进一步加重。

严重的肢体缺血可以导致肢体溃疡形成甚至坏疽。查体可发现下肢，尤其是膝关节以下毳毛脱落、肌肉萎缩、皮下脂肪萎缩、趾甲增厚、体位性皮肤发红，严重者出现溃疡及坏疽。如果糖尿病患者出现上述症状及体征提示存在周围血管病变的可能。但是由于只有 10%~20% 的周围血管病变患者有典型的间歇性跛行的症状，因此，仅根据患者的症状来判定常常会导致漏诊。

2. 脉搏触诊

下肢动脉病变的检查可以通过触诊股动脉、腘动脉、足背动脉和胫后动脉的搏动。正常成人应能触及上述动脉搏动。下肢动脉病变时肢体动脉搏动可减弱或消失：如股动脉搏动减弱或者消失提示主髂动脉病变；腘动脉搏动异常提示股浅动脉或（和）以上部位病变；足背或胫后动脉搏动减弱或者消失提示膝下动脉或（和）以上部位病变。但是需要注意大约 10% 的人足背动脉先天性缺如。

3. 足部皮肤温度检查

患者足部皮肤发凉或两侧足部温度相差 2℃ 以上可能有周围血管病变。

4. 肢体抬高试验

双下肢抬高 30 度以上，持续 30 s，然后放回水平位，10 s 之内有毛细血管充盈为正常，如 10 s 之内不恢复提示下肢缺血。

5. 静脉充盈时间（VFT）

患者仰卧，抬高下肢 45 度 1 min，然后坐起并下垂下肢，计算足背静脉充盈时间，即 VFT。正常 VFT ≤ 20 s，如果 VFT >20 s，则提示动脉灌注不足。

6. 毛细血管再灌注时间（CRT）

CRT 的检查方法为：指压第一趾跖面（腹侧）皮肤 5 s 后，计算毛细血管血流再灌注时间，超过 5 s 即属异常，也反映动脉灌注不足。

7. 踝肱指数（ABI）与趾肱指数（TBI）

即踝部与前臂收缩压比值，是一项非常有价值的量化指标，反映下肢血压与血管状态。通常情况下，踝动脉收缩压超过肱动脉收缩压 10~20 mmHg，或等于肱动脉收缩压。踝肱指数（ABI）正常值范围 0.9 < ABI ≤ 1.3，男性 ABI 通常较女性为高，胫后动脉 ABI 通常较足背脉 ABI 为高。ABI < 0.9 诊断下肢血管狭窄或者闭塞的敏感性为 95%，特异性几乎为 100%。

临床上常使用多普勒血流仪检测 ABI，患者取仰卧位，休息 15 min 以上，测双侧上臂血压，将多普勒超声探头置于肘前区听到清晰的脉动处，向血压套袖中加压，直到脉搏声音停止后，继续加压大约 20 mmHg，然后以每秒 2 mmHg 的速度放气直到听到第一个脉动，此时的血压读数为肱动脉收缩压，双侧踝动脉和胫后动脉收缩压测量方法相似。每侧的 ABI 等于胫后动脉和足背动脉中较高的读数值除以两臂血压中较高的读数值（图 4-3）。

$$ABI = \frac{踝部动脉收缩压}{肱动脉收缩压}$$

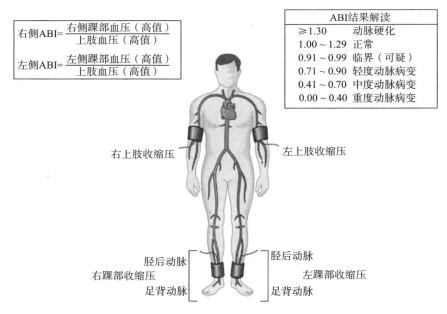

图 4-3　ABI 的测量方法及结果评估

糖尿病患者动脉硬化比较严重，且常累及膝下动脉，严重的动脉硬化可以影响 ABI 检测的准确性。但是糖尿病动脉硬化很少累及足趾动脉，因此，通过测量足趾动脉血压计算得到趾肱指数（TBI）的准确性更高。可能是由于测量技术等原因，正常趾压较踝压低 20 ~ 40 mmHg。虽然正常的趾肱指数（TBI）为 0.6 ± 0.2，但低于 0.7 则考虑为异常。趾压也可作为评估足部创伤愈合的血供指标，通常认为趾压超过 30 ~ 40 mmHg 足部创伤才能愈合，而糖尿病患者对趾压的要求则更高。

8. 动脉双功超声扫描

在动脉疾病的评估和处理过程中，双功超声是诊断筛查的重要组成部分。这项技术能同时获得血流（脉冲多普勒频谱分析）和解剖（B 超和彩色多普勒成像）信息。目前，绝大多数医院的超声科都配备双功超声设备，可以探查自髂动脉至足部动脉的血流及血管硬化斑块情况。对 ABI 检测正常，但又存在典型临床表现及体征的患者行超声检查可以进一步明确诊断。

9. 周围血管病变的分期

下肢动脉硬化闭塞症的严重程度可根据 Fontaine 分期和 Rutherford 分类法（表 4-3）。

表 4-3　Fontaine 和 Rutherford 关于下肢动脉硬化闭塞症的分期和分类

Fontaine		Rutherford		
期别	临床表现	级别	类别	临床表现
I	无症状	0	0	无症状
IIa	轻度间歇性跛行	I	1	轻度间歇性跛行
IIb	中 - 重度间歇性跛行	I	2	中度间歇性跛行
		I	3	重度间歇性跛行
III	静息痛	II	4	静息痛
IV	组织溃疡、坏疽	III	5	轻微组织缺损
		IV	6	组织溃疡、坏疽

10. 周围血管病变的筛查路径图

糖尿病周围血管病变筛查路径见图 4-4，图 4-5 所示：

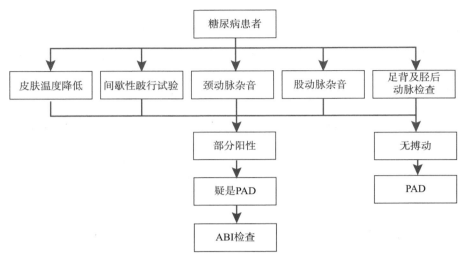

图 4-4　糖尿病周围血管病筛查（通过临床动脉体格检查）流程图

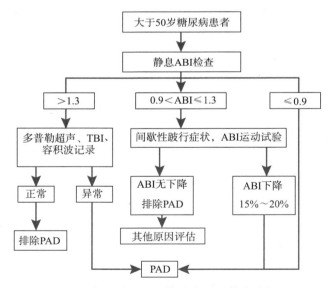

图 4-5　糖尿病周围血管病变 ABI 筛查路径图

（邹君杰）

第三章　创面评估

创面的出现意味着皮肤的正常结构和功能已经遭到破坏，存在皮肤组织的部分或全层缺损，甚至累及其下的软组织（脂肪、肌腱、筋膜）或深达骨骼，可能由多种机制和病因造成。创面的临床评估首先应明确是急性还是慢性。急性创面是指损伤原因发生在近期（一周内）、创面正处于经炎症—增生—成熟等一系列有序的生理过程中、预期会愈合的创面。慢性创面则是被定义为损伤原因作用后，创面愈合生理过程中存在影响愈合的障碍性因素，造成愈合过程延长、延迟，甚至出现无愈合倾向的创面，临床上常把超过 1 个月未愈合亦无愈合倾向的创面，称为慢性创面，俗称"溃疡"。影响创面愈合并在慢性创面形成过程中起决定性作用的因素很多，包括血管因素（静脉、动脉）、免疫因素、营养因素、感染（特殊感染，如结核、炭疽等）以及原发性疾病因素（糖尿病、血管炎等）。糖尿病足创面愈合的主要障碍性因素为糖尿病及其相关并发症（如周围血管病变、周围神经病变、糖尿病肾病造成的贫血及低蛋白血症等）以及感染，形成的创面多为慢性创面，即糖尿病性溃疡。有时候，糖尿病足溃疡会与其他因素（如静脉性因素淤滞性皮肤改变等）混杂出现，进一步加剧了该类情况处理的复杂性，需要更缜密的治疗计划以应对。本文主要从创面的临床表现加以分析和总结。

1. 临床评估

针对创面，应就其形成原因并围绕可能会影响创面愈合的相关因素进行系统分析，包括病史采集和体格检查。

【病史】

（1）当前创伤史：询问患者起病情况以及当前创面形成的可能病因——擦伤、切割伤或烧伤，创面形成时是否察觉并感到疼痛，创面随时间的推移及其演变过程（如大小、分泌物），以前的治疗方案及效果等。

（2）既往创伤史：询问患者既往是否出现相似的创面、是否治疗、治疗方法、治疗效果等。

（3）相关病史：充分了解糖尿病并发症（下肢血管疾病、周围神经病变、肾病等）及合并症（高血压、冠心病等）发病情况，以及其他可能会对创面愈合造成影响的重要疾病，如下肢静脉曲张和一些与免疫相关的皮肤性疾病，如系统性红斑狼疮等，这些直接决定了创面的治疗效果和预后。

上述问题对于创面性质的判定具有重要意义。

2. 创面评估

重要的关注点应包括创面的位置、长度、宽度、深度，是否存在潜行病变（如有则记录其位置），有无蜂窝织炎及分泌物情况（分泌物的量、类型、颜色和气味），还应主观评估组织穿透的最大深度，创面是否深至真皮层或深筋膜层或达骨骼水平。创面的位置和数量应画图标示，并详细记录每个创面的特点。摄影可能有助于记录，是持续对创面评估的一个重要部分。使用客观的创面摄影可减少观察者间的差异，并允许对创面面积随时间的变化做出准确一致地评估。另外，当创面底部存在大范围潜行窦道或腔隙时，通过体表观察所描记的创面常常带有很大的局限性，窦道造影等影像学检查常常能帮助检查者得到对于创面更准确的认识（图4-6）。在每次患者就诊时，应计算并记录创面面积或体积。锐器清创后，测量并记录最长的创面长度、宽度和深度。通过计算创面面积随时间变化的百分比评估创面愈合速度，并用创面愈合速度预测创面愈合的潜能。

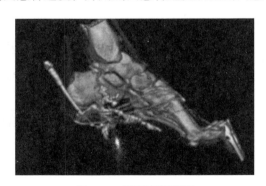

图 4-6 　足底窦道造影

3. 创面评估的分析和记录

在创面的临床评估中，对以下内容进行深入分析和记录，对于制定创面治疗方法和判断预后十分必要：

（1）创面床的评估：创面床大多发生于足背、足心等组织间隙疏松的部位，位于足趾和近关节部位则多狭小；创面有脓苔、腐肉或创面周围皮肤红、肿、热，且伴有异味和恶臭的创面常合并感染；渗出液清亮，表明创面愈合趋势好；渗出液浑浊有恶臭，可能合并肠道菌（如粪球菌或腐败菌）感染；创面表面有黑色焦痂、腐肉及脓苔，均表明创面未达完全清洁，需要进一步清除这些障碍性因素；创面超过皮下，达到筋膜层甚至骨皮质，则愈合难度逐渐加大，如果探针已经可以触到骨质，并且可感受到骨皮质疏松的质感时，常常意味着骨髓炎的存在。

（2）创面边缘的评估：创面持续不愈，在创周皮肤常显示出皮肤颜色发黑色素沉着；创周皮肤见丘疹样浸渍斑，表明创面未达到充分引流；如创周皮肤干涩，说明保湿不到位；创周见角化皮层，创面常发生于足底骨性突起胼胝易形成部位。当发生坏死性筋膜炎时，可出现张力性水疱、血疱、脓疱，甚至高张力部位皮肤颜色会出现紫暗、瘀斑及青斑。

4. 创面感染指征

几乎所有的创面都有细菌定殖，侵袭性感染是一种临床诊断，而非微生物学诊断。硬结、蜂窝组织炎范围超过创面边缘 2 cm，局部温度增加，触痛及创面有分泌物都是急性感染的体征，并提示可能存在潜在脓肿。

下列症状和体征提示存在严重感染、需要住院治疗、静脉给予抗生素和清创治疗：周围皮肤发红／蜂窝组织炎加重；周围皮肤硬化；淋巴管炎；溃疡面积增加；大量分泌物；发热；外周血象白细胞及中性粒细胞百分比升高。

5. 典型创面愈合障碍性因素条件下特征表现

（1）缺血性创面：常位于骨性突起部位和其他可能存在压力和皮肤剪切力的部位，包括脚趾间、脚趾尖、趾骨头上方、外踝或一些易遭受反复压迫、创伤的部位，如足与鞋的接触部位。创面呈"穿孔状"，边缘平坦，边界清晰，创面可深可浅。创面床苍白、灰色或黄色而少光泽，随着缺血程度的加重，创面的晦暗度呈逐渐加重的表现，乏见肉芽组织及新生上皮组织爬行迹象，缺血未达相当程度时（能满足局部炎症反应），也可能会出现组织坏死或蜂窝织炎，创面表面常见干性坏死焦痂，可能存在裸露的肌腱或骨骼，渗出物常为少量。创面周围皮肤发白或发紫，可见踝部或足部毛发缺失。常伴发疼痛，疼痛可能局限在溃疡处，甚至累及足部及整个小腿。患者常诉行走后肢体疼痛，抬高肢体及活动时疼痛加重，下垂及休息后可缓解。外周动脉搏动缺失伴毛细血管再充盈欠佳、皮肤变薄萎缩和指甲肥大变形。当患者的肢体存在慢性创面时，仔细、准确地评估血管状况十分关键。应进行完整的血管检查，包括检查桡动脉、股动脉和足动脉搏动情况。动脉评估非侵入性诊断方法包括：踝/肱指数、双功能超声、节段血压测定和容积描记法。对于存在创面且脉搏检查异常的患者，以及存在肢体创面或溃疡不愈合的患者，应进行非侵入性血管检查。

（2）静脉淤滞性创面：位于膝—踝之间，内踝/外踝足靴区是最常见的部位，伴周围区域皮炎。创面周围的皮肤往往呈湿疹样，表现为皮肤发红、脱屑、有渗液和结痂，会引起该部位的剧烈瘙痒。疼痛通常并不严重，如果疼痛严重，则提示存在侵袭性感染或其他病因。周围皮肤色素沉着过度、脂肪皮肤硬化症及淤滞性皮炎。创面床外观表现不一，创面常呈暗红色并伴肉芽组织。在某些情况下，可能创面表面突然出现纤维蛋白凝胶状坏死，但下方的肉芽组织外观正常。创面基底部钙化较为常见。

（3）糖尿病神经病变性溃疡：位于反复损伤的部位，如足底跖骨头或背侧趾间关节。在足的其他部位存在角化组织（鸡眼或胼胝）的过度生长。角化过度的胼胝形成可能意味着血供充分，溃疡边缘呈潜行性。常伴感觉异常，如冷热及痛觉减退甚至缺乏。体格检查时通常能发现神经病变的体征，如踝反射、膝反射减退。

（4）压力性溃疡：位于骨性突起部位，包括内侧和外侧跖骨头、跟骨，病变部位呈现组织过度纤维化，包括坏死焦痂，创面深度可达骨骼水平，皮肤边缘呈潜行性，创面周围皮肤发红。根据溃疡的严重程度不一，可表现为皮肤发红且受压时不变白（Ⅰ期），也可表现为全层皮肤缺损伴广泛性软组织坏死（Ⅲ期），及全层皮肤/肌肉坏死伴肌肉和骨骼等结构暴露（Ⅳ期）。压力性溃疡是一项临床诊断。

（5）恶性溃疡：可表现出与慢性创面相似的特征，以及特有的癌性菜花样改变，或者其他如恶性黑色素瘤、皮肤鳞癌、基底细胞癌、软组织肉瘤等原发性或继发性体表肿瘤所特有的临床表现，有时候从形态学上很难分清，取交界处组织行病理活检是唯一的"金标准"诊断。

6. 创面拍摄技巧及影像资料管理

医学信息化管理和医疗大数据整合是未来医学信息化的发展趋势。"一幅照片胜过千言万语"表明影像资料对于创面管理的重要性。创面类疾病管理中，图像数据的留存和管理对于临床诊疗中信息传递和临床科学研究具有重要意义。

创面拍摄涉及对相机的硬件要求（包括像素和拍摄模式等），另外相机能否进行超高清拍照、创面面积测量及创面档案管理（资料建档归档）等要素均要有所考虑。拍照时还需要患者密切配合，要密切注意患者的反应，确保提前告知并征得同意，要充分尊重患者的隐私。创面照片和患者信息的管理涉及知情同意、保密、隐私和安全等诸多问题，解决这些问题需要整个卫生服务系统和全体医务人员的支持。下面就创面拍摄技巧，简述如下。

（1）使用数码相机：① 操作简单：自动对焦，对准即照；② 采用 SD 存储卡，至少 4 GB，最好有两张卡；③ 具备微距摄影功能；④ 准确设定时间和日期；⑤ 光线充足，尽量采用自然光（勿背光），有闪光灯和自动测光；⑥ 采用相同的拍照视角和设置；⑦ 创面旁边有标准比例尺；⑧ 背景颜色单一化；⑨ 照片内容中包含解剖部位和创面局部微距两个方面（至少包括邻近一个关节）；⑩ 取景范围角度一致；⑪ 先进行聚焦，然后按下快门拍摄，患者拍照过程中勿调整体位，拍照后回顾复核，不清晰时重拍。

（2）手机拍摄：随着科技的发展，手机技术尤其是照相功能发展非常快，无论从像素要求还是存储需要，目前的智能手机均能满足。手机拍摄要求同上文中对数码相机所述一致。随着互联互通技术的快速发展，以及大量 APP 软件的使用，手机现在已经是一台掌上电脑。手机处理图片功能强大，许多问题可在手机上直接处理，而后放入电脑进行深一步分析。手机储存功能强大，可以随时满足对创面数据的传输、分析，便于同行在各种场合进行交流。手机进入网络化快捷时代，可以借助微信等即时通信软件，在全国范围内随时进行病例会诊。另外手机方便携带，随时都可以进行创面的拍摄，是在摄影器材中最节省携带空间和拍摄准备时间的工具。随着手机附件功能的不断增加，包括微距放大摄影等技术均能应用到创面摄影中。

7. 创面信息采集和管理

创面评估在诊治过程中作用十分重要，它是患者就诊时医务人员对创面的认识过程。通过观察了解，对其现状、预后及转归做出正确判断，并为相应的治疗方案提供依据。创面特征描述以形态学表现为重点，最直观的方法就是创面的图像信息。创面图像信息可以作为文字记录的补充，能够规避不同评估者对创面描述的差异，最大限度地保留创面客观真实的信息。传统的创面信息采集和记录是通过医护人员的肉眼观察和检查，以文字记录的方式进行描述。传统模式存在很多弊端：① 创面的形态学描述通常由创面部位、范围、深度、颜色、分泌物等要素组成，文字描述多带有经验性和主观性，难以真实反映创面的客观情况，容易遗漏重要信息；② 创面愈合是一个连续过程，只有通过治疗前后的比较才能对创面转归有正确判断。患者多次就诊时可能面对的不是同一位医师，接诊者只能通过文字记录大概了解既往创面情况，即使是同一位医师，也很难做到在众多门诊者中，对曾经的诊治过程准确回忆；③ 社区医护人员面对辖区内就诊患者时，需要将创面信息告知异地指导专家，仅凭文字描述往往难以全面说明情况；④ 由于医师资质和经验不同，如果缺乏规范的创面描述，势必造成对同一创面的不同认知。能够反映创面客观信息、标准化的创面信息采集方案，成为目前临床工作中的现实需求。eKare inSight 是一款便携式伤口测量与记录系统，可即时收集信息，为创面管理提供支持。inSight 系统是基于苹果 iPad 操作系统以及 Structure Sensor 传感器运行，以实现创面三维大小测量、临床记录以及图像存档，分别对创面大小、深度、组织成分等内容进行分析记录，并对形成原因以及相关病史、理化检查记录的管理系统（图 4-7）。上海交通大学医学院附属瑞金医院上海市烧伤研究所（即上海市创面修复研究中心）已经研发出相关的创面信息处理系统，在临床中应用并在未来有望进行大数据管理（图 4-8）。也有其他不同公司的相关软件，如 image 和伤口大师等辅助数据病例数据管理 APP 等形式，在临床当中不同程度地应用。创面信息管理系统的建立，最终会做到真实反映创面的动态变化过程，通过对创面信息采集、传输、储存技术的软件设计研发和基于网络高速、移动、灵活、快捷的终端载体选择，不仅为医院和社区医疗服务之间提供了标准化、切实可行的创面信息管理方案，也为各级医务人员正确处理创面提供可靠的信息平台，还在将来通过云端大数据的处理，为远程创面治疗以及点对点上门创面处理等服务提供可能，并可能通过大数据管理，有效地对相关病人进行科学的管理，通过早期预防而降低创面的发生。

目前，已经有相关技术把创面摄影、患者信息管理等相关内容和医院 HIS

系统进行了融合，相信在不久的将来会有更多、更便捷的产品应用服务于临床需求。

　　创面临床评估要素路径见图4-9所示。

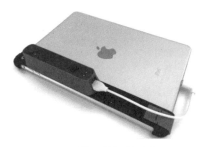

图4-7　eKare inSight 是一款便携式伤口测量与记录系统

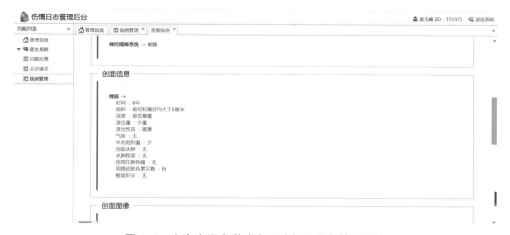

图4-8　上海交通大学瑞金医院创面信息管理系统

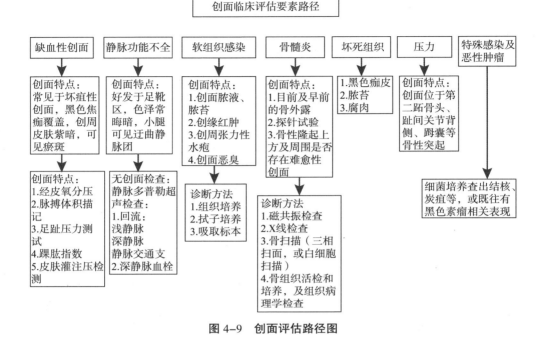

图 4-9 创面评估路径图

（姜玉峰）

第四章 糖尿病足底压力与步态评估

糖尿病足是糖尿病最严重和治疗费用最高的慢性并发症之一，也是糖尿病患者致残、致死的主要原因。据报道，15%以上的糖尿病病人一生中会发生足溃疡或坏疽，14%~24%的足部溃疡病人需要截肢治疗，在我国三甲医院非创伤性截肢的患者中约有三分之一为糖尿病所致，这给家庭和社会带来了严重的医疗负担。纵观引起糖尿病足的各种因素，足底压力的异常增高和异常分布是引起糖尿病患者足部溃疡发生的最重要原因之一。

为采取有效措施预防糖尿病足发生以及促进足部溃疡愈合，根据国际糖尿病足工作组对慢性糖尿病足溃疡的护理原则：① 处理任何相关感染；② 如果可能和可行下进行血运重建术；③ 尽量减少溃疡部位的压力，以尽量减少创伤；④ 管理伤口及伤口底床，以促进愈合。有关糖尿病足的研究已从过去局限于周围神经病变和血管病变的研究向足底压力研究扩展，通过加压治疗及支具的应用降低糖尿病患者足部压力也将成为足病临床治疗中重要的一环。

一、足部解剖及生物力学基础

从足的骨性解剖上将足可以分为足前部、足中部和足后部 3 个部分：① 足前部：包括跖骨和趾骨；② 足中部：是由足舟骨、楔骨和骰骨所组成；③ 足后部：由距骨和跟骨所组成。这些骨性结构与相连的韧带、肌腱等具有弹性和收缩力的组织共同构成的一个凸向上方的拱形砌合，我们称为足弓。这一生物学结构就是我们足底基本的力学结构基础，足弓可分为纵弓（内侧纵弓、外侧纵弓）及横弓，足弓的主要功能是使重力从踝关节经距骨向前分散到跖骨小头，向后传向跟骨，以保证直立时足底支撑的稳固性。当身体跳跃或从高处落下着地时，足弓弹性起着重要的缓冲震荡作用。在行走，尤其是长途跋涉时，足弓的弹性对身体重力下传和地面反弹力间的节奏有着缓冲作用，同时还有保持足底的血管和神经免受压迫等作用。无论是静止直立还是运动过程中足弓对足部压力都具有较为重要的缓冲与传导作用，因此，在糖尿病足患者进行加压及支具治疗过程中维持一定角度的足弓是非常必要的。

关于正常成人足底压力的大小国内外均有研究与报道。国外 Cavanagh 等报道，正常人足底压力分别为 700 kPa 和 560 kPa。国内严励等采用足底压力测量仪测量了 138 例非糖尿病病人，结果发现正常人平均足底最大峰值压力为 385.0 kPa ± 90.2 kPa，这可能与种族差异或生活习惯不同有关。但对于糖尿病足患者，国内外研究发现其足底平均压力均高于正常足。对于正常成人足底压力的分布，传统观点认为，由于足纵弓和横弓的存在，足由足跟、第 1 和第 5 跖骨头三点负重，而国内外多项研究发现在静态状况下，足底瞬间 / 峰值压力分布结果为：足跟 > 第 2 跖骨头 > 第 3 ~ 4 跖骨头 > 第 1 跖骨头 > 第 5 跖骨头 > 第一趾 > 中足 > 第 2 ~ 3 趾 > 第 4 ~ 5 趾。这主要是由于经典的三点负重理论更多的考虑骨性结构，但是即使是静态站立，足底压力分布不仅仅是由骨性结构决定，还取决于软组织的功能。另外在运动状态下足底峰值压力分布结果也与之相似：第一趾、第 1 ~ 4 跖骨头、足跟负重大；第 2 ~ 5 趾、第 5 跖骨头、中足负重小。而糖尿病患者足底各部位的压力分布会发生改变，各部位最大压力由大到小依次为第 2 跖骨头、足跟、第 1 跖骨头、第 1 趾、第 3～5 跖骨头、第 2 趾、足弓、第 3～5 趾。

人在步行时，足底承受着来自三个方向的力，即垂直方向的足底压力、前后方向和内外侧方向的剪切力，关于足底压力有较为广泛地研究，而对于剪切力受限于测量设备的因素研究结果相对匮乏，虽然有大量文献提示足底压力的升高增加了溃疡发生的风险，但是最大足底压力区与潜在溃疡发生区之间的相关系数较低，仅存在中等强度关系，且目前推测溃疡发生的足底压力阈值还没有明确。因此，剪切力对组织损伤最后形成溃疡的作用也不容忽视。

常用的关于足底压力的评估方法：

（1）静态足底压力测定技术：① 足印法；② 直接形象化技术；③ 测力板技术等。

（2）动态足底压力测定法：① 鞋外：压力平板技术；② 鞋内（可穿戴式）：a. 电阻式压力力传感器：美国 Tekscan 公司的 F-Scan Mobile 鞋垫系统和 Tekscan 公司的专利产品柔性薄膜网格状触觉压力传感器（F-Scan）属于电阻式压力传感器。b. 压电式压力薄膜。c. 电容式：德国 Novel 公司的 Pedar 鞋垫压力系统，其成人测试鞋垫中有 99 个传感器，以阵列式密集分布。

二、步态分析

通过步态分析，可以更形象的描述足底压力分布（图 4-10，表 4-4）：

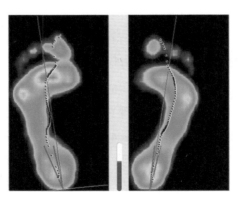

图 4-10　足底压力分布

注解：颜色越暖的区域所受压强越大，红 –> 黄 –> 绿 –> 蓝

表 4-4　足底压力分布分析

红色区域	轻度症状	中度症状	重度症状	导致疾病
前脚掌中部	起老茧、易疲劳	疼痛或麻痹	刺痛、皮下出血	横弓塌陷
第一趾及跖骨	起老茧、易疲劳	疼痛	刺痛并加重拇指变形	拇外翻
后跟	起老茧、易疲劳	疼痛	刺痛并脂肪垫	跟骨损伤
其他位置	起老茧、易疲劳	疼痛	刺痛、皮下出血	对应位置损伤

　　如果从创面形成的原因进行分类，糖尿病足可分为压力性和非压力性。国外研究表明，糖尿病患者足底压力的增高及异常分布可以作为一个预测因子用于预测糖尿病足溃疡的发生，同时也是足部溃疡发生的独立危险因素，相关性高达 70%～90%。因此，糖尿病足患者足底压力越来越受到临床医生的重视，同时在糖尿病足的整个治疗过程中，减压治疗对足病患者的康复、预后也尤为重要。减压技术及治疗已成为临床工作和研究的重点。

（李　秋）

第五章　其他重要脏器功能评估

一、糖尿病视网膜病变评估

　　2 型糖尿病（T2DM）是以高血糖为特点的一种常见内分泌代谢疾病，主要由胰岛素抵抗和 β 细胞胰岛素分泌缺陷引起，占所有糖尿病患者的 90% 以上。在我国，糖尿病患病人群以 2 型糖尿病为主，占 90.0% 以上。糖尿病患病率与经济发达程度有关，发达地区的糖尿病患病率明显高于不发达地区，城市高于农村。我国未诊断的糖尿病比例，尽管较过去有所下降，仍远高于发达国家。目前我国糖尿病性视网膜病变（DR）患者超过 3000 万人，大约 80% 以上糖尿病患者会发生 DR，失明风险比正常人高 25 倍。DR 视力损害主要原因是糖尿病黄斑水肿（DME）和增生型 DR（PDR），其发生率在 1 型、2 型糖尿病患者中各为 23%、14%。

传统 DR 筛查方法主要为人工筛查，需要医生凭借经验在计算机上判别眼底图像，工作量大、主观性强、易疲劳、费时费力，难以提高 DR 筛查效率，特别是基层缺少专业眼科医生。随着互联网技术发展，采用远程医疗技术实现 DR 远程阅片和数据化存储结果，DR 远程筛查系统能大大提高糖尿病患者不出乡镇就能参加筛查，方便患者就医。冰岛、瑞典和英国等欧洲国家已相继建立并实施全国性 DR 远程筛查，通过筛查早期发现 DR 危险因素并进行干预，降低糖尿病致盲率。

《中国 2 型糖尿病防治指南》（2017 版）建议，对于 T2DM 应在确诊时开展筛查眼底，每年随诊 1 次。无糖尿病视网膜病变患者推荐 1 ~ 2 年检查 1 次（轻度病变患者每年 1 次，重度病变患者每 3 ~ 6 个月 1 次），主要观察：微血管瘤、视网膜内出血、硬性渗出、棉绒斑、视网膜内微血管异常、静脉串珠、新生血管、玻璃体积血、视网膜前出血、纤维增生等。

《2017ADA 糖尿病医疗标准》推荐：成人 1 型糖尿病患者在糖尿病发病后的 5 年内，应该接受眼科医师或验光师散瞳后综合性眼检查。2 型糖尿病患者确诊后应该接受眼科医师或验光师散瞳后综合性眼检查。一次或多次眼科检查正常者，可考虑每 2 年检查 1 次。如果存在任何水平的糖尿病视网膜病变，之后应由眼科医师或验光师每年检查 1 次。若视网膜病变进展或威胁视力，需要增加检查的频率。虽然视网膜照相可作为视网膜病变的一个筛查工具，但不能替代综合性眼检查。

二、糖尿病肾病评估

糖尿病患者中有 20% ~ 40% 发生慢性肾脏病（CKD），是糖尿病患者肾功能衰竭的主要原因。

《糖尿病肾病防治专家共识（2014 年版）》建议，考虑到尿微量白蛋白和肌酐清除率 GFR 对诊断糖尿病肾病重要性，糖尿病肾病筛检推荐尿常规，血肌酐、尿微量白蛋白、尿白蛋白 / 肌酐比值（ACR）、尿白蛋白排泄率（UAE）：

所有 T2DM 患者应从确诊时和 1 型糖尿病患者病程超过 5 年时每年筛查 1 次 UAE/ACR。

所有成人糖尿病患者，不论 UAE/ACR 如何，每年应至少检测 1 次血肌酐（SCr），并用 SCr 估算肾小球滤过率（GFR），如有 CKD 则进行分期。推荐 ACR 筛查糖尿病肾病，如结果异常则应在 3 个月内重复检测以明确诊断。

三、糖尿病心脑血管病变评估

糖尿病心脑血管病变涉及糖尿病性心脏病、脑血管及外周血管疾病（PVD）。糖尿病性心脏病是指糖尿病患者在糖、脂肪等代谢紊乱的基础上发生动脉粥样硬化，导致冠状动脉病变、心肌微血管病变、代谢紊乱及心脏自主神经病变，从而并发或伴发心脏病，其中包括冠状动脉心脏病变、糖尿病心肌病变、糖尿病心血管自主神经病变和（或）高血压病。

大量流行病学资料表明，无论 1 型糖尿病或 2 型糖尿病患者伴发冠心病者均较同年龄、同性别的非糖尿病对照组为高，在女性患者中高 4.5 倍，在男性患者中约高 2 倍。糖尿病患者心肌梗死的发生率相对于非糖尿病者要高出 3～5 倍，有 70% 以上的糖尿病患者死于心血管并发症或伴随症，心肌梗死是 2 型糖尿病患者的首要致死病因。在 2 型糖尿病初诊时，约 50% 有冠心病。动脉粥样硬化中的脆性斑块和动脉硬化性血栓的形成是引起急性心血管事件的病理基础。糖尿病患者易并发脑血管意外。糖尿病已成为脑血管病的独立危险因素，糖尿病合并脑血管病变是非糖尿病的 4～8 倍，其中 88% 是脑梗死，尤以腔隙性脑梗死多见。糖尿病患者可使血液黏滞度增高，而且常伴有脂代谢紊乱合并高脂血症，这样使血液处于高凝状态，加速脑血管的动脉硬化。

对于无症状的患者，不推荐常规筛查冠状动脉疾病，因为只要对动脉粥样硬化性心血管疾病危险因素给予治疗，常规筛查并不能改善结局。以下患者考虑筛查冠状动脉疾病：非典型心脏症状（如不能解释的呼吸困难、胸部不适）；血管疾病相关的症状和体征，包括颈动脉杂音、短暂性脑缺血发作、卒中、跛行或外周动脉疾病；心电图异常（如 Q 波）。

（金　晖）

第六章 其他并发症危险因素筛查与评估

一、血糖、血脂与血压评估

中国七成以上的糖尿病患者都合并有高血压、血脂异常等心血管疾病的高危因素，但其中血压、血脂和血糖水平同时达标的患者仅有 5.6%。中国 2 型糖尿病患者并发症发生率高，其中主要的致残和致死原因是心血管疾病。目前，我国糖尿病综合防控形势非常严峻，糖尿病标准治疗方案亟需从"以血糖为中心"的管理模式转入综合管理控制模式。研究结果明确提示，只有尽早通过共同干预患者血压、血脂和血糖水平，才能降低心血管疾病的发病风险。中国 2 型糖尿病患者心血管疾病危险因素——血压、血脂、血糖的全国性评估研究（简称 3B 研究）结果发现，在 2 型糖尿病患者中，单纯罹患糖尿病的患者仅有 27.9%，而患有糖尿病并伴发高血压的患者占 30.1%，患有糖尿病并伴发血脂异常的患者占 12.2%，同时罹患糖尿病、高血压和血脂异常的"三高"患者占 29.7%。

2017ADA 糖尿病指南推荐：糖尿病患者每次常规随访应测量血压，血压升高的患者，应该另日重复测量证实。多数糖尿病合并高血压患者的收缩压控制目标应该 <140 mmHg，舒张压目标 <90 mmHg。较低的收缩压和舒张压目标，如 <130/80 mmHg，如果不过度增加治疗负担，可能适合心血管疾病高危的患者。

未服用他汀的成人在首次诊断、初次医学评估、以后每 5 年检查血脂是合理的，如有必要可以更频繁复查。起始他汀治疗和以后定期复查血脂，或许有助于监测治疗应答和治疗的依从性。

糖尿病患者为改善血脂，推荐生活方式干预，主要包括：减轻体重（如有指征）；减少饱和脂肪、反式脂肪和胆固醇的摄入；增加饮食 ω–3 脂肪酸、黏性纤维、植物固醇／甾醇的摄入；增加体力活动。甘油三酯水平升高（≥ 1.7 mmol/L）和（或）HDL 胆固醇降低（男性 < 1.0 mmol/L，女性 < 1.3 mmol/L）的患者，强化生活方式治疗和优化血糖控制。空腹甘油三酯≥ 5.7 mmol/L 的患者，评估继发性病因并考虑药物治疗以减少胰腺炎的风险。

所有年龄段的糖尿病伴动脉粥样硬化性心血管疾病的患者，应该在生活方式干预的基础上使用高强度他汀治疗。对年龄＜40岁且有其他心血管危险因素的患者，考虑在生活方式干预的基础上使用中等或高强度的他汀治疗。

无其他心血管危险因素的40～75岁的糖尿病患者，考虑在生活方式干预的基础上使用中等强度的他汀治疗。伴有其他心血管危险因素的40～75岁的糖尿病患者，考虑在生活方式干预的基础上使用高强度的他汀治疗。无其他心血管危险因素的大于75岁的糖尿病患者，考虑在生活方式干预的基础上使用中等强度的他汀治疗。伴有其他心血管危险因素的大于75岁的糖尿病患者，考虑在生活方式干预的基础上使用中等或高强度的他汀治疗。临床实践中，医务人员可能需要根据个体病人对药物的反应（如副作用、耐受性、LDL胆固醇水平）调整他汀治疗的强度。

二、吸烟评估

吸烟可使糖尿病患者整体死亡及心血管事件风险增加约50%，而戒烟则可降低此类风险。

吸烟应作为糖尿病患者的常规评估指标，而且需要密切监测。有研究发现，尽管吸烟者戒烟后的风险不能完全等同于从不吸烟者，但较继续吸烟者有大幅下降，因此戒烟仍是糖尿病患者治疗过程中的重要目标。

三、经济与社会情况评估

糖尿病足医疗花费巨大。美国有资料说明，1997年足溃疡住院的医疗费用为10 831美元，住院8.9天。下肢截肢医疗费用为17 302美元，住院12天，这个住院天数分别超过了心肌梗死（6.9天）和冠心病搭桥手术（9.9天）。美国糖尿病足的直接医疗费用每年高达40亿美元。

我国糖尿病卫生经济学的研究较少。根据2002年全国几个大城市（北京、上海、南京、西安、重庆等）的调查，无并发症的糖尿病患者住院花费是4924元。天津报告的2000年代谢病医院住院的患者人均并发症3项，住院费用6100元。

有研究显示，糖尿病足患者平均住院天数为26天，平均总费用为14 906元，平均每天花费573元。从医疗费用分布分析显示，药品费用所占比例最高，达 55.5%；其次为检查费，占 18.6%；再次为治疗费，占 11.2%，而处置—换药费用仅占 5.6%，这只是糖尿病足住院期间的直接医疗费用。如果再加上门诊费用和间接医疗费用，这个数字是巨大的。

欧美发达国家从 20 世纪 90 年代初起，就高度重视糖尿病足的防治。糖尿病足治疗困难，医疗费用高，但是预防很有效。通过采取有效的预防措施，欧美一些发达国家的截肢率已经下降 50% 以上。丹麦给予糖尿病足患者报销鞋垫和特制的糖尿病足保护鞋费用后，88% 的足溃疡都能愈合就是实例。

据报道，在全球约 1.5 亿的糖尿病患者中，有 15% 以上者将在其生活的某一时间发生足部溃疡或坏疽。西方国家每例糖尿病足溃疡的医疗费用为 16 000 ~ 27 000 美元，截肢的医疗费用则为 43 000 ~ 64 000 美元，主要花费在增加家庭护理和社会服务上。其中美国每年糖尿病医疗费用中有 1 / 5 用于糖尿病足的治疗，截肢的医疗费用更高，平均每例为 25 000 美元。因此通过对糖尿病足患者实施早期预防可以减少医疗费用，从而获得更大的成本效益。

四、其他危险因素评估

Boyko 等的队列研究指出，体重指数增加、使用胰岛素和以前有视力恶化病史是 3 个预测足溃疡的独立危险因素。另外 Abbas Z.G. 提出的动物蚊虫的叮咬也是形成溃疡原因之一。

有相关文章指出将年龄和病程作为观察指标，同时首次加入糖尿病健康教育问卷，提示糖尿病足（DF）的预防，首次要让患者了解和认识其危害。老年人 DF 高发可能与多种因素有关，尤其是老年人动脉硬化发生率增高、激素水平改变、皮肤弹性降低等都是相关因素。脂蛋白 a 是动脉硬化的独立危险因素，对 DF 的影响与 CHO、TG、HDL、LDL 无明显相关性，因为脂蛋白水平主要由遗传因素决定，且与载脂蛋白 A（apoA）基因多态性有关。

（金　晖）

第五篇　糖尿病足分级诊断

为了更加高效的对糖尿病足溃疡进行分类，进而对不同诊疗中心日常管理及治疗策略的结果进行对比，人们建立了不同的足病分级系统。这些分级系统的建立大多基于溃疡的部位、面积、深度、神经病变、感染及周围血管病变等参数，但糖尿病足溃疡应如何分级及分级里应包括哪些参数目前还没有统一的认识。一个有效的分级系统应该易于应用，并且能对在临床实践中遇到的所有溃疡进行可靠的分类。目前应用最为广泛的是 Wagner 分级系统及 Texas 分级系统。

一、Wagner 分级系统

Wagner 分级系统由 Meggitt 于 1976 年建立，随后在此基础上进行了改良并得到推广，简称为 Wagner 分级系统。该分级系统是目前最经典的分级方法，根据皮肤损伤的深度、感染及坏疽的有无，共分为 6 个等级。该分级系统的优点是临床应用简便，无需辅助检查工具也能进行分级，亦能反映溃疡和坏疽的严重程度。该系统的缺点是不能反映糖尿病足的病因学，对溃疡分级时缺乏可重复性及特异性，大多数患者被评为 2 级或 3 级。另外无法对表浅但伴感染或缺血的病例进行正确分级，且只在第 4 级和第 5 级中提到缺血。综上，建议二级以下医院、社区及门诊工作中可应用该系统对糖尿病足患者进行分级（表 5-1）。

表 5-1　Wagner 分级

分级	临床表现
0 级	有发生足溃疡危险因素的足，目前无溃疡。包括既往愈合的伤口；足部骨骼畸形，如爪形趾、槌状趾、夏科足，部分截肢（趾）术后
1 级	表面溃疡，临床上无感染
2 级	较深的溃疡，可深及肌腱、骨骼或关节囊；常合并软组织炎，无脓肿或骨的感染
3 级	深度感染，伴有骨髓炎、脓肿或肌腱炎

（续表）

分级	临床表现
4 级	局限性坏疽（趾、足跟或前足背）
5 级	全足坏疽或至少行膝下截肢的坏疽

二、Texas 分级系统

Lavery 等认为，先前的大多数分级系统主要关注了溃疡的深度，没有很好地描述感染和缺血，故提出了 Texas 分级系统。该分级系统为"4×4"的矩阵，横轴为伤口分级，0～3 级分别代表皮肤完整、表浅伤口未涉及肌腱、伤口涉及肌腱或关节囊、伤口涉及骨或关节；纵轴为伤口分期，A～D 期分别为无感染无缺血、有感染无缺血、有缺血无感染、有感染有缺血。该系统的优点是在不借助辅助检查的前提下就可以对足病严重程度进行分级，简单快速，较 Wagner 分级优化了对深度、感染和缺血的评估，各级各期之间界限相对清楚，不易混淆，便于记忆。缺点是参数不足，缺乏对溃疡面积、部位以及神经病变的评估，对缺血的评估也仅先于有和无，不够精确。综上，我们建议二级以下医院或相对缺乏经验的团队以及门诊工作中应用该系统对足病进行分级（表 5-2）。

表 5-2 Texas 分级

伤口分期	级别			
	0	1	2	3
A	溃疡前病灶或溃疡后病灶上皮完全愈合	浅表溃疡，但未累及肌腱、关节囊或骨组织	溃疡累及肌腱或关节囊	溃疡深达骨组织或关节
B	溃疡前病灶或溃疡后病灶上皮完全愈合，伴有感染	浅表溃疡，但未累及肌腱、关节囊或骨组织，伴有感染	溃疡累及肌腱或关节囊，伴有感染	溃疡深达骨组织或关节，伴有感染
C	溃疡前病灶或溃疡后病灶上皮完全愈合，伴有缺血	浅表溃疡，但未累及肌腱、关节囊或骨组织，伴有缺血	溃疡累及肌腱或关节囊，伴有缺血	溃疡深达骨组织或关节，伴有缺血
D	溃疡前病灶或溃疡后病灶上皮完全愈合，同时伴有感染和缺血	浅表溃疡，但未累及肌腱、关节囊或骨组织，同时伴有感染和缺血。	溃疡累及肌腱或关节囊，同时伴有感染和缺血	溃疡深达骨组织或关节，同时伴有感染和缺血。

三、PEDIS 分级系统

PEDIS（perfusion、extent/size、depth/tissue loss、infection、sensation）分级系统是国际糖尿病足工作组根据以前的分类系统开发而成，涵盖了血流灌注、创面范围或大小、创面深度或组织缺失、感染及感觉五个方面，目的是在一个特定的时间，采用简明、精确且适用于全世界的术语，将不同的糖尿病足溃疡患者进行分类，以便于研究。PEDIS 分级的优点是在感染和缺血的描述上客观准确，清楚地描述了足溃疡的程度和性质，特别适用于临床科研，也便于糖尿病足管理经验较少的临床医生使用。缺点是该分类方法过于繁杂，对于大多数临床一线医生来说不够简便。因此该系统较适用于糖尿病足中心（表 5-3）。

表 5-3　PEDIS 分级

	血流灌注
1 级	无下肢血管病变（PAD）症状或体征： 足背动脉和胫后动脉搏动可触及或 踝肱指数（ABI）范围为 0.9 ~ 1.0 或 趾肱指数（TBI）范围 > 0.6 或 经皮氧分压（$TcPO_2$）> 60 mmHg
2 级	具有下肢血管病变（PAD）症状或体征，但无严重肢体缺血（CLI）： 存在间歇性跛行或 ABI < 0.9，但踝部收缩压 > 50 mmHg 或 TBI < 0.6，但足趾收缩压 > 30 mmHg 或 $TcPO_2$ 为 30 ~ 60 mmHg 或 其他无创检查所发现的异常结果与 PAD 一致（但与 CLI 不一致） （注：在每次研究中，如果实施了 ABI、TBI 和 $TcPO_2$ 以外的其他检查，应予以注明）
3 级	出现严重肢体缺血： 踝部收缩压 < 50 mmHg 或 足趾收缩压 < 30 mmHg 或 $TcPO_2$ < 30 mmHg
	创面范围或大小
	创面大小（cm^2）应在清创之后测量，应以与溃疡相邻的完好皮肤为溃疡的外边界

（续表）

	创面深度或组织缺失
1级	溃疡累及表皮全层但未累及真皮层及以下组织结构
2级	溃疡累及真皮层以下的皮下组织结构，包括筋膜、肌肉或肌腱
3级	溃疡累及足深部组织，包括骨组织和（或）关节
感 染	
1级	没有感染症状或体征
2级	感染，至少存在以下2项： • 局部红肿或硬结 • 红斑 • 局部触痛或疼痛 • 局部热感 • 脓性分泌物（厚、白色不透明或血质分泌） 局部感染，仅皮肤和皮下组织（没有深层组织累及，并没有下文所述的全身标志）。如果出现红斑，0.5 cm＜溃疡周长≤2 cm。排除其他可导致皮肤炎症反应的原因（如创伤、痛风、急性神经性骨关节病、腓骨骨折、血栓形成、静脉淤血）
3级	局部感染（如上所述），红斑＞2 cm，或累及比皮肤深的结构和皮下组织（如脓肿、骨髓炎、化脓性关节炎、筋膜炎）和没有全身性炎症反应标志（如下所述）
4级	局部感染（如上所述）至少伴2项以下全身炎症反应综合征（SIRS）标志： • 温度＞38℃或＜36℃ • 心率＞90次/分 • 呼吸频率＞20次/分或$PaCO_2$＜32 mmHg • 白细胞计数＞$12×10^9$/L，或＜$4×10^9$/L，或不成熟（团）形式≥10%
感 觉	
1级	患足未丧失保护性感觉
2级	患足丧失了保护性感觉，即患足在以下测试中的一项测试中没有感觉： 以10 g尼龙单丝在足底3个部位测试时，2个部位没有触觉； 以128 Hz的音叉测试震动觉时，第一趾无震动觉或震动觉阈值＞25 V；

四、其他分级系统

1. S（AD）SAD 分级系统　S（AD）SAD 评分系统包含对伤口面积及深度、脓毒症、神经和血管病变等参数的评估。它的优点在于采用了参数首字母进行组合命名，便于记忆；具有比较不同国家、不同治疗中心糖尿病足溃疡管理结果的潜能。与 Texas 分级系统相比，S（AD）SAD 评分系统更适合统计研究；缺点是其相对复杂，可能不适用于条件有限的社区医院或偏远地区（表 5-4）。

表 5-4　S（AD）SAD 分级

分数	面积	深度	脓血症	动脉病变	神经病变
0	无破损	无破损	无	足动脉搏动有	针刺感存在
1	$< 1\ cm^2$	表浅溃疡	表面	减弱或 1 支消失	减弱
2	$1 \sim 3\ cm^2$	肌腱关节囊	蜂窝组织炎	双支消失	消失
3	$> 3\ cm^2$	骨髓炎	骨髓炎	坏疽	Charcot 足

2. DEPA 评分系统　2004 年, 约旦大学附属医院提出了 DEPA 评分系统, DEPA 代表 4 个参数: 溃疡深度 [the depth of the ulcer（D）], 细菌定植范围 [the extent of bacterial colonization（E）], 溃疡愈合状态 [the phase of ulcer healing（P）], 与溃疡相关的潜在病因 [the associated underlying etiology（A）]. 若合并有多个溃疡, 则选择愈合时间最长的那个作为评估对象。该评分系统不适用于以下几种情况: ① 足跟骨骨髓炎; ② 伴脓毒血症的巨大溃疡（面积 $> 40\ cm^2$）; ③ 累及踝关节近端的坏死性筋膜炎; ④ 伴有足部急性缺血的足溃疡（表 5-5）。

表 5-5　DEPA 分级

DEPA 评分	分　数		
	1	2	3
溃疡深度（D）	皮肤层	软组织层	深及骨
细菌定植范围（E）	污染	感染	感染坏死
溃疡愈合状态（P）	有肉芽	炎性反应	不愈合
溃疡相关的潜在病因（A）	周围神经病变	骨畸形	缺血

所有评分加起来再对溃疡分级，得分越高代表溃疡越严重：≤6分为低级，预后较好，门诊治疗4~6周可完全愈合；7~9分为中级，需要住院治疗1~2周，预后相对较好；10~12分或湿性坏疽为高级，需住院治疗直至情况稳定，但溃疡在20周内完全愈合的概率仅15%。

3. Strauss分级（2005年） 该分级由Strauss和Aksenov提出，简单实用而且预后判断十分明了。此分级继承了先对溃疡进行评分，再对溃疡进行分级的特点，把各项评估因素通俗化、客观化，对选择治疗方案相对简便有效。根据该分级评分，对能否保肢进行初步筛选，再结合系统的、较为全面的询问病史和临床检查进行科学评估，从而选择适合的治疗方法，可少走弯路，减少患者不必要的医疗开支，同时对部分患者可延缓或避免截肢，Strauss分级可较为准确地判断预后，适用于临床各级医院住院病人（表5-6）。

表5-6 Strauss分级

	2分	1分	0分
伤口外观	发红	苍白、发黄	变黑
伤口大小	小于患者大拇指大小	拇指到拳头大小	比拳头还大
深度	皮肤或皮下组织	肌肉或肌腱	骨或关节
微生物	微生物定植	蜂窝组织炎	脓血症
血液灌注	可触及动脉搏动	多普勒三相或双相波形	多普勒单相波形或没有脉搏

根据总分将伤口分成3级：A级（8~10）分，接近正常，能痊愈；B级（4~7分），是问题创面，需进行清创、制动等，经及时正确的治疗，80%患者预后佳；C级（0~3分）是无效伤口，几乎都需截肢。

4. DUSS分级 为了建立一种新的可适用于日常临床工作并能预测创面愈合机会及截肢风险的糖尿病足创面评分系统，德国蒂宾根大学Beckert等对1000例患者进行了1年的前瞻性研究，并提出了糖尿病足溃疡严重程度评分（diabetic ulcer severity score, DUSS）系统。该系统包含能否触及足背动脉搏动、能否探及骨、溃疡的位置和是否存在多个溃疡4个参数。评分标准：足背动脉搏动消失 1 分、存在 0 分；探测到骨 1 分，未探测到 0 分；足部溃疡 1 分，足趾溃疡 0 分；多发溃疡 1 分，单发溃疡 0 分。总分为 0 ~ 4 分，得分越高表示越严重。该分级为最为廉价、简单、实用的评分系统；根据评估的准备性已能证明，该系统能较准确地预测糖尿病足溃疡患者的预后，及时建议病人接受专科治疗，比较适合门诊及基层医院使用。但该评分系统并未区分神经性溃疡或神经缺血性溃疡。

5. SINBAD 分级　SINBAD 评分系统包含以下参数：位置 [the site（S）]，缺血 [ischemia（I）]，神经病变 [neuropathy（N）]，细菌感染 [bacterial infection（B）]，以及伤口深度 [depth（D）]。每个参数得分为 0 分或 1 分，总分为 0 ~ 6 分，得分越高越严重。SINBAD 总分大于或等于 3 分时，愈合时间逐渐延长，且很可能最终治疗失败。该分级较 S（AD）SAD 分级系统简化，仅保留两个亚组，同时增加溃疡部位这一因素，对评估足部因素更为完整、简单，并能预测预后，适合在临床上推广（表 5-7）。

表 5-7　SINBAD 分级

参数	定　　义	分数
位置	前足	0
	中足或足跟	1
缺血	足背动脉血流未受损（至少一侧足背动脉可触及）	0
	有临床依据表明足背动脉血流减弱	1
神经病变	保护性感觉完好	0
	保护性感觉消失	1
细菌感染	无感染	0
	有感染	1
面积	< 1 cm^2	0
	≥ 1 cm^2	1
深度	限于皮肤、皮下组织的表浅溃疡	0
	累及肌腱、肌肉、骨膜、骨或关节	1
总分数		6

6. 中国李氏分级法由解放军空军总医院李仕明教授整理，并于 1996 年发表在了《中国糖尿病》杂志。主要包括糖尿病肢端坏疽的临床分型和糖尿病足分级。

（1）糖尿病肢端坏疽的临床分型：根据肢端坏疽的性质及临床表现可分为湿性坏疽、干性坏疽和混合坏疽这三种临床类型。

湿性坏疽：多发生于肢端动、静脉血流同时受阻；循环与微循环障碍；皮肤损伤、感染化脓。病灶轻重不一，浅表溃疡或严重坏疽。局部常有红、肿、热、疼，严重时多伴有全身不适或毒血症、菌血症等表现。

干性坏疽：多发生在肢端动脉及小动脉粥样硬化、血管腔狭窄或动脉血栓形成，使血流逐渐或骤然中断，但静脉血回流仍然畅通，组织液减少导致局部不同程度的缺血性坏死。

混合坏疽：多见于肢端某一部位动脉或静脉阻塞，血流不畅合并感染。湿性坏疽和干性坏疽病灶同时发生在同一个肢端的不同部位。一般病情较重，坏疽面积较大，常涉及足的大部或全足坏疽。

（2）糖尿病足的分级（表 5-8）

表 5-8　中国李氏分级法

分级	临床表现
0 级	皮肤无开放性病灶。常表现肢端供血不足，皮肤凉，颜色紫褐，麻木，刺疼或灼疼，感觉迟钝或丧失，兼有足趾或足的畸形等高危足表现
Ⅰ 级	肢端皮肤有开放性病灶。水疱、血疱、鸡眼或胼胝、冻伤或烫伤及其他皮肤损伤所引起的皮肤浅表溃疡，但病灶尚未波及深部组织
Ⅱ 级	感染病灶已经侵犯深部肌肉组织。常有蜂窝组织炎、多发性脓肿灶及窦道形成，或感染沿肌间隙扩大造成足底、足背贯通性溃疡，脓性分泌物较多，但肌腱韧带尚无破坏
Ⅲ 级	肌腱韧带组织破坏。蜂窝组织炎融合形成大脓腔，脓性分泌物及坏死组织增多，足或少数足趾干性坏疽，但骨质破坏尚不明显
Ⅳ 级	严重感染已造成骨质缺损、骨髓炎及骨关节破坏或已形成假关节，部分足趾或部分手足发生湿性或干性严重坏疽
Ⅴ 级	足的大部分或全部感染或缺血，导致严重的湿性或干性坏疽，肢端变黑、尸干，累及踝关节及小腿，一般多采取外科高位截肢

7. 简单分级系统　Foster 及 Edmonds 于 2000 年建立了糖尿病足溃疡简单分级系统（又称 Foster 分级系统），共分为 6 级，每级都将感染、神经病变、缺血、溃疡 4 个参数进行综合考虑。该分级系统的优点是基于伤口外观分期，能够清楚地区别糖尿病足的神经病变和神经缺血性病变，可依此分级系统选择治疗方法。缺点是未包括对深部或严重感染溃疡的评估（表 5-9）。

表 5-9　简单分级系统

分级	临床表现
1 级	低危人群，无神经病变和血管病变
2 级	高危人群，有神经或者血管病变，加上危险因素，如胼胝、水肿和足畸形
3 级	溃疡形成
4 级	足感染
5 级	坏疽
6 级	无法挽回的足病

8. WIfI 分级法 2014 年美国血管外科学会提出以影响严重下肢缺血（critical limb ischemia，CLI）（包括糖尿病患者）预后的创面（wound，W）、缺血（ischemia，I）和足部感染（foot infection，fI）等主要危险因素为基础的新分类与分级方法，即 WIfI 分级，从整体上对 CLI 并发症的评估以及临床诊治提出了指导性的标准和推荐意见。

该分级方式主要适用于以下患者：① 缺血性静息痛患者，特别是存在确切的前足缺血证据 (ABI≤0.39，AP<50mmHg，TP<30 mmHg，$TcPO_2$<20 mmHg)；② 糖尿病足溃疡；③ 至少持续两周的下肢或者足部未愈合溃疡；④ 累及下肢或者足部任何部位的坏疽。

不适用于以下患者：① 单纯性静脉溃疡；② 急性下肢缺血；③ 血栓性缺血；④ 急性创伤性缺血；⑤ 脉管炎、胶原血管疾病、肿瘤、皮肤病等引起的损伤。

表 5-10　2014 年美国血管外科学会关于严重下肢缺血病变的 WIfI 分级

W（wound）分级		
分级	溃疡	坏疽
0	无	无
1	下肢远端或足部皮肤表面小而表浅的溃疡，无骨外露（足趾末端除外）	无
2	累及骨、关节或肌腱的深部溃疡；未累及跟骨的足跟部浅溃疡	仅累及足趾
3	广而深的溃疡累及前足和（或）中足；深层跟部溃疡和（或）累及跟骨	累及前足或中足广泛坏疽，深层足跟坏疽和（或）累及跟骨

I（ischemia）分级				感染的临床表现	fI（foot Infection）分级
分级	ABI	AP（mmHg）	TP, TcPO$_2$（mmHg）		
0	≥0.80	>100	≥60	无感染迹象或者体征	0
1	0.60～0.79	70～100	40～59	局部感染，仅皮肤和皮下组织	1
2	0.40～0.59	50～70	30～39	局部感染，红斑 > 2cm，或累及比皮肤深的结构和皮下组织（如脓肿、骨髓炎）	2
3	≤0.39	< 50	< 30	局部感染至少伴 2 项全身炎症反应综合征（SIRS）标志	3

注：1 mmHg=0.133 kPa；ABI 踝肱指数；AP 踝动脉压；TP 趾动脉压；TcPO$_2$ 经皮氧分压

表 5-11　美国血管外科协会 WIfI 分级关于保守治疗 1 年截肢风险预测表

	I-0				I-1				I-2				I-3			
W-0	VL	VL	L	M	VL	L	M	H	L	L	M	H	L	M	M	H
W-1	VL	VL	L	M	VL	L	M	H	L	M	H	H	M	M	H	H
W-2	L	L	M	H	M	M	H	H	M	H	H	H	H	H	H	H
W-3	M	M	H	H	H	H	H	H	H	H	H	H	H	H	H	H
	fI-1	fI-1	fI-2	fI-3	fI-0	fI-1	fI-2	fI-3	fI-0	fI-1	fI-2	fI-3	fI-0	fI-1	fI-2	fI-3

注：W=Wound（创面）、I=Ischemia（缺血）、fI=foot Infection（足部感染）、VL=Very Low（极低）、L=Low（低）、M=Moderate（中）、H=High（高）。分别代表保守治疗 1 年后截肢风险由极低到高。

表 5–12　美国血管外科协会 WIfI 分级关于下肢血管再通疗效预测表

	I-0				I-1				I-2				I-3			
W-0	VL	VL	VL	VL	VL	L	L	M	L	L	M	M	M	H	H	H
W-1	VL	VL	VL	VL	L	M	M	M	M	H	H	H	H	H	H	H
W-2	VL	VL	VL	VL	M	M	H	H	H	H	H	H	H	H	H	H
W-3	VL	VL	VL	VL	M	M	M	H	H	H	H	H	H	H	H	H
	fI-0	fI-1	fI-2	fI-3	fI-0	fI-1	fI-2	fI-3	fI-0	fI-1	fI-2	fI-3	fI-0	fI-1	fI-2	fI-3

注：W=Wound（创面）、I=Ischemia（缺血）、fI=foot Infection（足部感染）、VL=Very Low（极低）、L=Low（低）、M=Moderate（中）、H=High（高）。分别代表下肢血管再通疗效由极低到高。

WIfI 分级应用举例：1 位 55 岁的男性，既往糖尿病病史，伴右足两个足趾干性坏疽，足趾根部坏疽范围＜2cm，但没有全身炎症反应及代谢毒症，足部动脉搏动未触及。ABI 是 1.5，经皮氧分压 35mmHg。则该患者的 WIfI 分级为 W2I2fI1（或 WIfI221）。该患者截肢风险高，接受下肢血管重建的获益也是高的。

糖尿病足分级系统的标准应该符合简单、能预测预后、对指导治疗有帮助且便于交流，但目前的分级系统难以满足以上所有要求。为适应不同的目的应设计不同的分级方法，如复杂、精确的分级系统应用于临床研究；简便、有效的分级系统应用于指导临床诊治，尤其是非糖尿病足中心的临床诊疗。

（刘德林）

第六篇　糖尿病足的治疗

第一章　糖尿病周围血管病变的治疗

一、控制危险因素

危险因素的控制对于糖尿病周围血管病变的长期治疗极其重要。主要的危险因素控制包括：控制血糖，戒烟，控制高血压及调节血脂等方面。危险因素的有效控制有利于改善周围血管疾病、下肢缺血症状及降低心脑血管事件发生率。

二、内科治疗

1. 运动和康复治疗

适应证为间歇性跛行患者，Fontaine 分期 II 期或者 Rutherford 分级 1～3 级。规律的有氧运动可改善最大平板步行距离、生活质量和生活能力。特别是下肢动脉硬化闭塞症（ASO）的老年患者，运动治疗可增加无痛步行距离和最大步行距离，同时降低血浆胆固醇浓度，降低收缩压。运动治疗必须在专业指导下进行，每次步行 30～45 min，每周至少 3 次，至少持续 12 周。推荐的运动方式有行走、伸踝或屈膝运动。

2. 药物治疗适应证

有症状的周围血管病变，Fontaine 分期 II 期及以上，或者 Rutherford 分级 1 级及以上（第四篇，表 4-3），临床表现为轻、中 - 重度间歇性跛行、静息痛甚至溃疡或者坏疽。主要治疗目的是缓解患肢疼痛症状，改善血管重建术后组织灌注及改善生活质量。对于导致严重缺血的病变，药物不能替代外科血管重建手术治疗。

（1）舒张血管药物

• 前列腺素类药物：药理作用是扩张血管和抗动脉粥样硬化（保护血管内皮、抗内膜增生、抗血小板），可提高患肢踝肱指数（ABI），改善由下肢缺血引发的间歇性跛行、静息痛以及溃疡等症状。可以分为静脉和口服剂型，前者如前列腺素 E1（前列地尔）等，后者如贝前列素及伊洛前列素等。前列地尔注射液，用法：成人一日一次，1~2 ml（前列地尔 5~10 μg）+10 ml 生理盐水（或 5% 的葡萄糖）静注，或直接入小壶缓慢静脉滴注。2 周为一个疗程。贝前列腺素片用法，一日三次，每次 40 μg。

• 西洛他唑：西洛他唑是一种强效磷酸二酯酶 III 抑制剂。西洛他唑具有抗血小板活性和舒张血管特性，不仅能够直接抑制血小板功能，改善内皮细胞功能，还通过减少循环中活化或预调节的血小板数目而有效预防血栓性疾病。2007 年西洛他唑被泛大西洋协作组织（Trans- Atlantic Inter- Society Consensus, TASC）II 指南推荐作为治疗间歇性跛行的一线药物。西洛他唑具有抗血小板活性和舒张血管特性。使用方法每日 2 次，每次 100 mg。

• 沙格雷酯：5- 羟色胺 2（5–HT2）受体选择性拮抗药。通过选择性地拮抗 5-HT2 与 HT2 受体的结合，抑制血小板凝集及血管收缩。用于改善慢性动脉闭塞症引起的溃疡、疼痛及冷感等缺血症状。用法用量：每日 3 次，每次 100 mg。

（2）抗血小板 / 抗凝药物

年龄大于 50 岁，无症状的周围血管病变患者应长期服用阿司匹林（75~100 mg/d），有症状的周围血管病变（间歇性跛行）口服阿司匹林 75~100 mg/d，或者氯吡格雷（75 mg/d）。有间歇性跛行症状并且症状逐渐加重的患者（没有出现溃疡）推荐使用西洛他唑（100~200 mg/d）加阿司匹林（75~100 mg/d），或者氯吡格雷（75 mg/d）。严重缺血患者在等待血管重建手术期间口服阿司匹林 75~100 mg/d，或者氯吡格雷（75 mg/d）。在腔内治疗围手术期双抗治，阿司匹林（75~100 mg/d）加氯吡格雷（75 mg/d）至少 1 个月，以后可改为长期单抗治疗。欧洲指南推荐外科旁路术后使用 6 个月抗凝治疗，可以提高旁路通畅率。

三、外科治疗

1. 外科治疗的适应证

（1）糖尿病周围血管病变导致肢体严重缺血，Fontaine 分期 III、IV 期，或者 Rutherford 分级 4 级及以上，临床表现为患肢静息痛或者溃疡、坏疽。

（2）严重的患肢间歇性跛行，影响生活质量，Fontaine 分期 Ⅱb，或者 Rutherford 分级 3 级。

（3）足部经皮氧分压（TcPO$_2$）<30 mmHg 可以作为下肢严重缺血，溃疡或组织坏死发生的重要预测因子，可作为外科血管重建的重要依据。

（4）严重缺血患者，一旦诊断明确，具有手术指征应尽早手术，挽救肢体或者降低截肢平面。

2. 治疗方法的选择

下肢动脉硬化闭塞症目前主要的外科治疗方法包括血管旁路手术和腔内血管成形术两种。目前主要的选择依据是泛太平洋协作组织（TASC）所制定的指南。该指南 2000 年制定，2007 年进行了修订（TASC Ⅱ）（表 6-1，表 6-2），2015 年对 TASC Ⅱ 进行了一次补充（表 6-3）。指南主要是根据下肢动脉狭窄，闭塞病变的长度、分布等将主髂动脉、股腘动脉及膝下动脉分别分为 A～D 四级。结合询证医学证据对每一类型的病变提出首选治疗方法的建议。TASC A 类和 B 类病变首选腔内治疗，TASC D 类病变首选开放手术治疗，TASC C 类病变根据病人一般情况、有无感染性创面、自体静脉条件及术者的经验，决定选择开放或者腔内治疗。

表 6-1　主髂动脉病变的 TASC Ⅱ 分型

分　　型	图　　例
A 型 • 单侧或者双侧髂总动脉狭窄 • 单侧或者双侧髂外动脉狭窄（≤3 cm）	
B 型 • 肾下腹主动脉的狭窄（≤3 cm） • 单侧髂总动脉闭塞 • 未累及股总动脉的单处或多处髂外动脉狭窄（总长度 3～10 cm） • 未累及髂内动脉起始处或者股总动脉的单侧髂外动脉闭塞	

（续表）

分　型	图　例
C 型 • 双侧髂总动脉闭塞 • 未累及股总动脉的双侧髂外动脉狭窄（总长度 3～10 cm） • 累及髂内动脉起始处或者股总动脉的单侧髂外动脉闭塞 • 单侧髂外动脉闭塞伴重度钙化，累及或者未累及髂内动脉起始处和（或）股总动脉	
D 型 • 肾下腹主动脉闭塞 • 需要治疗的腹主动脉及双侧髂动脉的广泛病变 • 累及单侧髂总动脉、髂外动脉及股动脉的多处广泛狭窄 • 累及单侧髂总动脉及髂外动脉的闭塞 • 双侧髂外动脉闭塞 • 髂动脉狭窄合并需要治疗但不适合腔内治疗的腹主动脉瘤 • 髂动脉狭窄合并其他需要腹主动脉或髂动脉开放手术治疗的病变	

表 6-2　股腘动脉病变 TASC Ⅱ 分型

分　型	图　例
A 型 • 单处狭窄，长度≤ 10 cm • 单处闭塞，长度≤ 5 cm	
B 型 • 多处狭窄或者闭塞，每处≤ 5 cm • 单处狭窄或者闭塞（长度< 15 cm），未累及膝下动脉 • 单处或者多处病变，胫动脉未受累及并可以作为旁路手术时的远端流出道 • 钙化严重的闭塞（< 5 cm） • 单处腘动脉狭窄	

（续表）

分　型	图　例
C 型 • 多处的狭窄或闭塞，总长度＞ 15 cm，有或者没有严重钙化 • 两次腔内治疗后复发，仍需要治疗的狭窄和闭塞	
D 型 • 股总动脉和股浅动脉的慢性完全闭塞＞ 20 cm，且累及腘动脉 • 腘动脉和膝下三分支的慢性完全闭塞	

表 6-3　膝下动脉病变的 TASC Ⅱ 分级

分　型	图　例
A 型 • 单处狭窄（长度≤ 5 cm）伴其他小腿动脉的闭塞或者狭窄	
B 型 • 多发性狭窄，每个病变长度≤ 5 cm，或者病变总长度≤ 10 cm 或者单个闭塞性病变≤ 3 cm 伴其他小腿动脉的闭塞或者狭窄	
C 型 • 多发性狭窄或者单个闭塞性病变，总长度＞ 10 cm 伴其他小腿动脉的闭塞或者狭窄	
D 型 • 多发性闭塞性病变，总长度＞ 10 cm 或者严重钙化或者无明显侧枝形成。其他小腿动脉闭塞或者严重钙化	

TASC Ⅱ分级根据病变的严重程度为周围血管疾病治疗方法的选择提出了建议。但该指南没有结合病人的手术耐受性以及糖尿病患者血管病变的特点，因此具有一定的局限性。许多由于动脉硬化闭塞导致肢体严重缺血的患者高龄，并且伴有多种合并症，外科开放手术具有较高风险。腔内治疗通常可以在局部麻醉下完成，创伤小，病人耐受性好，并发症发生率低。因此，2011年欧洲心脏病协会指南中，无论是主髂、股腘还是膝下动脉病变，腔内治疗作为TASC A到D级病变的首选治疗方法。

3. 腔内血管成型术

（1）术前准备

① 评估心、肾、肺等器官功能。

② 下肢动脉CTA或者MRA检查，明确病变累及范围及程度。

③ CTA及腔内治疗前停用二甲双胍类降糖药至少3天，避免急性肾功能恶化。

④ 口服抗血小板药物至少一周，阿司匹林100 mg每日一次，加氯吡格雷75 mg每日一次。如果没有服用氯吡格雷，建议术前一次口服300 mg。

围手术期静脉补液水化，预防造影剂肾病。

（2）腔内治疗方案

① 入路选择一般有对侧逆行"翻山"入路和同侧顺行入路两种。利用长血管鞘尽量接近病变部位以方便后续腔内操作。

② 利用合适的导管、导丝通过血管狭窄或者闭塞部位，必要时采用内膜下技术通过病变。

③ 当内膜下导管返回远侧真腔困难时可以使用特殊器械返回，如Outback，Offroad等，或者逆行穿刺入路双向开通。

④ 一旦通过病变，然后行球囊扩张，必要时植入支架。

⑤ 目前，除了普通球囊扩张和支架植入外还有一系列的新技术正在逐步应用于临床，提高腔内治疗的远期疗效。这些新技术主要包括腔内减容（斑块旋切、激光消融）和载药器具（药物涂层球囊、药物洗脱支架）。

4. 外科旁路手术

（1）术前准备

① 仔细评估全身状况及心脏、肺、肾等重要器官功能。

② 下肢动脉 CTA 或者 MRA 影像资料，评估病变近、远侧血管条件。

③ 术前行大隐静脉超声检查，评估大隐静脉能否作为移植桥血管。

（2）手术方法

① 解剖探查远、近端血管，重点观察远端流出道血管条件及通畅情况。

② 选择合适的移植血管，首选自体静脉，特别是膝下旁路具有较好的远期通畅率。如果自体静脉无法使用则选择人工血管。

③ 建立皮下隧道，完成动脉吻合。

④ 术中多普勒超声或者造影评估吻合及旁路血管通畅情况。

四、干细胞治疗

应用自体干细胞移植来治疗糖尿病下肢缺血是近年来开展并取得满意效果的一项新技术。该技术从自体骨髓或者外周血中提取干细胞，通过局部注射或者动脉腔内注射两者方式将干细胞移植至缺血部位，在细胞因子的作用下促进血管新生，从而改善组织供血。干细胞移植特别适合于不具备手术治疗条件的肢体末梢血管病变的缺血治疗。

目前，国际上相关临床研究均认为该技术有一定疗效，但在治疗方法、疗效评价等方面仍没有统一标准，并且尚缺乏大样本的随机双盲对照研究证实。而在国内，《中华医学会糖尿病学分会关于干细胞移植治疗糖尿病下肢动脉病变的立场声明》指出：干细胞移植治疗目前尚不能作为糖尿病等下肢血管病变的常规治疗手段，但鼓励开展对干细胞移植治疗糖尿病等下肢动脉缺血性病变的基础和临床研究。总体上说，干细胞移植治疗具有良好的安全性和耐受性，在患者缺乏开放手术及腔内介入手术治疗的条件下，干细胞移植治疗不失为一种较好的选择。

五、其他治疗方法

脊髓电刺激技术：通过植入脊髓硬膜外间隙的电极传递的电刺激，阻断疼痛信号通过脊髓向大脑传递，使疼痛信号无法到达大脑皮层，从而达到控制疼痛的目的。该方法可以减轻 50% ~ 70% 的疼痛，但无法治疗肢体缺血的原发疾病。适合其他方法（药物、手术等）无效时使用。

另外还有基因治疗等其他方法。

六、糖尿病周围血管病变治疗流程图

严重缺血的治疗流程见图 6-1 所示，间歇性跛行治疗流程见图 6-2 所示。

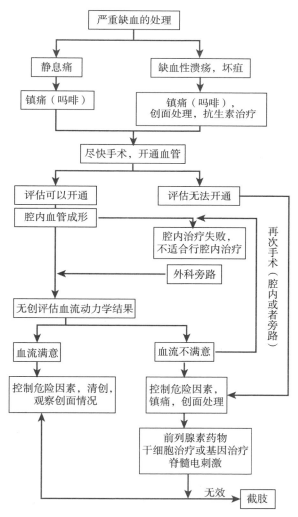

图 6-1　严重缺血的治疗流程图（Fontaine 分期Ⅲ、Ⅳ期，或者 Rutherford 分级 4 级及以上）

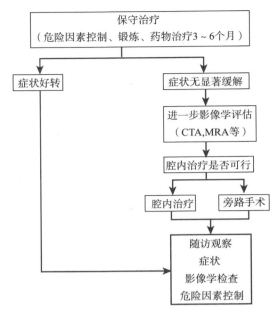

图 6-2　间歇性跛行治疗流程图（Fontaine 分期 II，或者 Rutherford 分级 2 ~ 3 级）

（邹君杰）

第二章　糖尿病周围神经病变的治疗

糖尿病周围神经病变（DPN）是糖尿病重要并发症之一，可引起麻木、疼痛等多种症状，严重影响患者的生活质量，也是引起糖尿病足溃疡，乃至截肢（趾）、致残致死的重要原因，传统单一治疗包括控制血糖及止痛等效果不佳；近年随着对 DPN 发病机制研究的深入及新技术、新药物的出现，临床针对 DPN 实施包括基础治疗、对因治疗及对症治疗等在内的个体化综合治疗取得了比较好的效果。

糖尿病周围神经病变的治疗流程见图 6-3 所示：

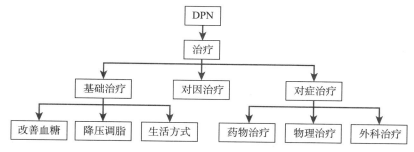

图 6-3　糖尿病周围神经病变的治疗流程图

一、基础治疗

（1）血糖控制：长期慢性高血糖导致包括 DPN 在内的糖尿病并发症的发生。尽早优化降糖是糖尿病周围神经病变防治的重要措施。可根据病情选用胰岛素或口服降糖药物，目标：空腹血糖和餐前血糖 4.4 ~ 7.0 mmol/L，餐后血糖 <10.0 mmol/L，糖化血红蛋白 <7%，老年及合并症较多者可适当宽松，避免低血糖发生。

（2）控制血压：将血压控制在 130/80 mmHg 以下。可选用血管紧张素转化酶抑制药（ACEI）、血管紧张素受体拮抗药（ARB）或钙离子拮抗药（CCB）类。

（3）调节血脂：使用他汀类调脂药，一般将低密度脂蛋白胆固醇控制在 2.6 mmol/L 以下。

（4）戒烟酒、减重、加强运动等生活方式调整。

二、对因治疗

（1）神经修复：DPN 的神经损伤通常伴有节段性脱髓鞘和轴突变性。主要通过增强神经细胞内核酸、蛋白质以及磷脂的合成，刺激轴突再生，促进神经修复。常用药如甲钴胺、神经生长因子等。

（2）抗氧化应激：氧化应激是机体在高糖、缺血缺氧等损伤因素的作用下，体内产生的高活性分子（如活性氧过多或清除减少）导致的组织损伤。通过抑制脂质过氧化，增加神经营养血管的血流量，增加神经细胞 Na^+-K^+-ATP 酶活性，保护血管内皮功能。常用药如硫辛酸等。

（3）改善微循环：周围神经血流减少是导致 DPN 发生的一个重要因素。通过扩张血管、改善血液高凝状态和微循环，提高神经细胞的血氧供应，可有效改善 DPN 的临床症状。常用药如：前列腺素 E1、贝前列素钠、西洛他唑、己酮可可碱、胰激肽原酶、钙拮抗剂和活血化瘀类中药等。

（4）改善代谢紊乱：通过抑制醛糖还原酶、糖基化产物、蛋白激酶 C、氨基己糖通路、血管紧张素转化酶而发挥作用。如醛糖还原酶抑制剂依帕司他等。

（5）其他：如神经营养，包括神经营养因子、肌醇、神经节苷酯和亚麻酸等。

常用对因治疗药物见表 6-4 所示：

表 6-4　常用对因治疗药物

机制	药物	剂量 /d	疗程
多元醇途径激活	醛糖还原酶抑制剂	150 mg	12 周
氧化应激	α - 硫辛酸	600 mg	静脉：4 周；口服 12 周
神经缺血缺氧	前列腺素 E	10 ~ 20 μg	静脉：2 周
神经营养缺乏	甲钴胺	500 ~ 1000 μg	静脉：1 ~ 2 周

三、对症治疗

（1）药物治疗：常用药物有抗惊厥药（普瑞巴林、加巴喷丁、丙戊酸钠和卡马西平）、抗抑郁药物（度洛西汀、阿米替林、丙米嗪和西肽普兰等）、阿片类药物（曲马多和羟考酮）和辣椒素（capsaicin）等。

常用痛性神经病变药物见表 6-5 所示：

（2）药物选择：应遵循个体化原则，兼顾疗效和不良反应。

可以按痛性神经病变治疗流程图（图 6-4）顺序选择相关药物。建议单药起始治疗：从最小剂量开始，每 3 ~ 7 天逐渐增加剂量，疗效满意的判断指标为：① 疼痛显著缓解（缓解 >50%）；② 可以忍受的不良反应；③ 患者的活动和社会功能改善。联合用药：当单药控制欠佳，增加剂量又出现无法耐受的不良反应时，可考虑换药或联合用药，并选用不同机制的药物。在换药或联合用药前应至少应达到 4 ~ 6 周的足量治疗时间。一般可在疼痛稳定控制后，每 6 个月评估患者疼痛基线，并酌情停止治疗或减量。

表 6-5　常用痛性神经病变药物

药物类别	药物	起始剂量	有效剂量	常见不良事件
抗惊厥药	普瑞巴林	25 ~ 75 mg 1 ~ 3 次 /d	300 ~ 600 mg/d	嗜睡；头晕；外周水肿；头痛；口干；共济失调；疲劳；体重增加
	加巴喷丁	100 ~ 300 mg 1 ~ 3 次 /d	900 ~ 3600 mg/d	嗜睡；头晕；共济失调；疲劳
抗抑郁药	度洛西汀	20 ~ 30 mg/d	60 ~ 120 mg/d	恶心；嗜睡；头晕；厌食、消化不良；腹泻、便秘；头痛；口干；多汗；疲劳；失眠等
	文拉法辛	37.5 mg/d	75 ~ 225 mg/d	同度洛西汀
	阿米替林	10 ~ 25 mg/d	25 ~ 100 mg/d	体位性低血压；尿潴留；视力模糊；平衡失调；瞳孔放大；余同度洛西汀
阿片类	曲马多	50 mg/d 1 ~ 2 次 /d	210 mg/d	恶心；嗜睡；头晕；便秘；头痛；呕吐
	他喷他多	速释：50 ~ 100 mg 4 ~ 6 次 /d	速释： 第 1 日 700 mg； 后为 600 mg/d	恶心；嗜睡
		缓释：50 mg, 2 次 /d	缓释：50 mg, 2 次 /d	头晕；便秘；呕吐

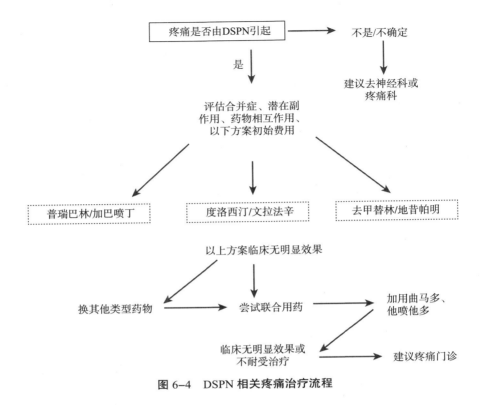

图 6-4　DSPN 相关疼痛治疗流程

摘自　Diabetic Neuropathy: A Position Statement by the American Diabetes Association [J]. Diabetes Care, 2017, 40（1）:136.

（3）局部止痛治疗：主要用于疼痛部位相对比较局限的情况。如硝酸异山梨酯喷雾剂、三硝酸甘油酯贴膜剂可使患者的局部疼痛及烧灼感减轻；辣椒素可减少疼痛物质的释放；一种局部敷料贴片可缓解开放伤口疼痛，也可缓解 DPN 的疼痛；局部应用 5% 的利多卡因贴片也可缓解疼痛症状。

四、物理治疗

（1）经皮神经电磁刺激（FREMS）：一种定向电磁波辐射疗法，通过形成脉冲磁场，提高神经肌肉兴奋性，进而刺激 DPN 患者神经再生。同时有消炎、止痛、改善血液循环的作用，每次治疗 20 min，每日治疗 1 次。

（2）激光疗法：常用氦－氖激光或半导体激光照射创面，或在神经走行上照射穴位，有消炎、促进伤口愈合及促进神经再生的作用。

（3）红外/紫外线疗法：有报道显示其可促进内皮细胞释放出一氧化氮（NO），可增加微循环灌注量。

（4）针灸/穴位注射：我国中医传统治疗特色，国内许多报道显示其治疗DPN有较好效果。

（5）肢体气压治疗：通过由远心端至近心端依次放气过程，改善淋巴液回流，促进肢体血液循环，增加神经组织氧合作用及血流灌注，改善神经缺血缺氧及高凝状况，主要用于因缺血、缺氧及高凝所致神经病变。

（6）高压氧治疗：可改善微循环缺氧，增加神经组织血流，促进病变修复。

五、外科治疗

周围神经减压术通过切开肌纤维或韧带组织，松解受压神经，以达到改善神经纤维血液供应及恢复神经滑动的目的，可有效缓解患者麻木、疼痛的症状，包括正中、桡、股外侧及胫后神经减压术等。

手术指征：① 有麻木、疼痛等 DPN 表现；② 排除血管病变、重金属中毒、维生素缺乏、尿毒症等引起的神经病变；③ 全身情况稳定，血糖控制良好，外周血管情况正常；④ 两点辨别觉增宽，提示存在神经轴索损害；⑤ 神经受压部位 Tinel 征阳性（指叩击神经损伤的部位或其远侧，而出现其支配皮区的放电样麻痛感或蚁走感，代表神经损害的部位）。

手术疗效观察指标包括患者的主观感受、视觉模拟评分、两点辨别觉。一些辅助检查指标，如神经传导速度、神经横截面积等，也可为手术疗效的判断提供了客观证据。

（殷　汉）

第三章　创面治疗

一、相关解剖

1. 足部骨骼

（1）跗骨：共 7 块，包括距骨、跟骨、足舟骨、内侧楔骨、中间楔骨、外侧楔骨、骰骨。

（2）跖骨：共 5 块，跟骰关节、距跟舟关节联合构成跗横关节，又称 Chopart 关节，其关节线横过跗骨中间，呈横位 S 形；实际上这两个关节的关节腔不相通，在解剖学上是两个独立的关节，临床上常沿此线行足的离断。

（3）趾骨：共 14 块。

2. 足部主要血管

（1）动脉

① 腘动脉至腘肌下缘分为胫前动脉、胫后动脉。

② 胫前动脉至踝关节前方移行为足背动脉，位置表浅，在踝关节前方、内外踝前方连线中点、姆长伸肌腱的外侧可触及其搏动。

③ 胫后动脉经内踝后方转至足底，分足底内侧动脉、足底外侧动脉两终支。

④ 腓动脉起自胫后动脉上部，沿腓骨内侧下行，营养临近肌肉和胫腓骨。

（2）静脉

① 足背趾静脉移行为足背跖静脉、回流至足背静脉弓。

② 足背静脉弓的静脉在足内侧缘汇合形成大隐静脉，在足外侧缘汇合形成小隐静脉。

③ 浅静脉联合形成足底静脉网，经足内、外侧缘静脉分别加入大、小隐静脉。

④ 深静脉起始于趾足底静脉，通过穿支与趾背静脉相交通。

（3）肌肉

① 足背肌：伸姆趾的姆短伸肌及伸 2～4 趾的趾短伸肌。

② 足底肌：分 4 层

第一层包括：姆展肌、趾短屈肌、小趾展肌。

第二层包括：趾长屈肌腱、姆长屈肌腱、足底方肌、蚓状肌。

第三层包括：跨短屈肌、跨收肌、小趾短屈肌。

第四层包括：足骨间肌（背侧肌＋足底肌）、腓骨长肌腱、胫后肌腱。

二、创面治疗

1. 清创

下肢血运尚可或经过介入治疗后血运明显改善。

（1）彻底清创同时应注意保护血运（可使用超声清创刀）。

（2）截趾时注意保护邻近足趾血运，防止相邻足趾序贯性坏死。

（3）下肢、足皮下组织出现坏死性筋膜炎应积极切开引流、扩创。

（4）足底内、中、外间隙必要时应敞开引流。

（5）对于变性、坏死组织应扩大切除，特别是变性的脂肪组织。

（6）清创后可选择二期封闭创面，暂用生物敷料覆盖，培养基底肉芽组织。

2. 富血小板血浆凝胶治疗技术

【禁忌证】血液性疾病，如：血小板功能障碍、严重贫血、血源性感染、凝血酶过敏。

【制备方法】术前检查明确血常规、生化各项指标，排除禁忌证。富血小板血浆（PRP）制备方法主要分两大类：

（1）使用二次离心法。离心机制备：用装有 ACD-A 抗凝剂的针筒，以 18 G 针头取血，摇匀（具体取血量及抗凝剂量根据手术需要）。① Petrungaro 法：第一次 1500 g 离心 6 min，全血分为三层，吸取全部上清液至交界面下 3 mm，移至另一离心管，1000 g 离心 6 min，液体分为两层，下层为 PRP。② Landesberg 法：操作过程同 Petrungaro 法，分两次离心，第一次 200 g 离心 10 min，第二次 200 g 离心 10 min。③ Aghaloo 法：分两次离心，第一次 215 g 离心 10 min，第二次 863 g 离心 10 min。使用二次离心法制备的 PRP 适用于骨科、整形科等注射使用；因制备量少，适于修复面积较小的创面。

（2）使用自体单采技术。血液采集装置制备：单采技术个体要求：年龄大于 18 岁，血管条件好利于置管，血红蛋白 > 110 g/L，血小板计数 > 100×10^9/L。① 使用 Trima Accel 全自动血液采集装置及血液成分分离机配套管路采集血小板，约持续 60～80 min，过滤血量 2300～2600 ml，平均输入速度 33～37 ml/min，采集血小板 220～250 ml［血小板计数（140～180）×1000/µl］；② 将采集好的血小板根据手术用量分为 1～5 份，1 份术中使用，其余血小板则采用特殊血小板冷冻技术保存，备后期手术及换药使用；③ 将准备术中使用的 1 份血小板使用血细胞离心分离机在 4℃恒温下进行离心（2500 r/min）15 min，吸取出上层清凉血清，剩余底层 PRP 10～15 ml；④ 使用自体单采技术制备 PRP 因浓度高、提取量大，适用于修复面积较大、使用次数较多的创面；⑤ 使用血液采集装置制取 PRP，属血细胞单采技术，虽可提取大量浓度高的 PRP，但该技术对设备及血小板冷冻技术要求较高；初次提取后，添加保存液，后置于 –80℃冷冻保存；使用前应先室温复温 5 min，后使用复温水浴箱中自然融化。

【注意事项】

（1）二次离心技术制备 PRP，具体离心时间和离心力仍存在争议。

（2）Petrungaro 法、Landesberg 法和 Aghaloo 法均为两次离心，Petrungaro 法血小板回收率低于 Landesberg 法和 Aghaloo 法。

（3）离心时间主要由病情和手术需要来决定：理想的离心时间应该是在一定离心力下，能使最多的血小板沉淀在红细胞层的上面，这样在二次离心后就能得到体积最小、血小板浓度最高的 PRP。最佳离心时间需综合多种因素考虑，这有待进一步的研究。

（4）使用自体单采法制备 PRP，需术前提前约 3 h 制备。

二次离心法和自体单采法制备方法的比较见表 6-6 所示：

表 6-6　两种制备方法比较

	二次离心法	自体单采法
设备	离心机	全自动血液采集装置
管路	ACD-A 抗凝剂的针筒	血液成分分离机配套管路
适用范围	注射治疗、填充	覆盖创面、填充窦道或缺损
制备量	约 5 ml	约 150 ml
浓度	4 倍	4～60 倍
纯度	残存白细胞、红细胞	单纯血小板
适用次数	1 次	1～5 次
血小板数量	不明确	明确

（续表）

	二次离心法	自体单采法
无菌程度	易污染	全程密闭无菌
技术要求	高	低
费用	套装约 7000 元	约 2000 元（医保）

3. 富血小板血浆（PRP）凝胶在糖尿病足创面修复中的使用

【适应证】PRP 可以改善创面微环境，促进组织愈合，填塞窦道、缺损，创面覆盖，减少术中出血和术后伤口渗出等。

【使用方法】对于糖尿病足创面修复，主要经凝血酶激活后形成凝胶状，用于覆盖创面、填塞窦道等。

【使用步骤】

（1）创面清创，基底条件满意，彻底冲洗止血。

（2）将提取制备好的 PRP 置于注射器中。

（3）制备激活剂：将配置好的 500 U 凝血酶冻干粉 +10% 葡萄糖酸钙注射液 1 ml 置于注射器。

（4）将 PRP 与激活剂同时均匀喷洒于创面或窦道内，静置直至成为凝胶；或将 PRP 与激活剂注入容器中，静置直至成为凝胶，将凝胶覆盖于创面。

（5）覆盖凝胶的创面外可使用无菌敷料包扎或覆盖无菌敷料（纳米银敷料、异种皮）后使用负压吸引装置。

【应用技巧】

（1）手术清创后应彻底冲洗创面，保证创面清洁，避免感染。

（2）如为窦道创面，则应尽量将窦道内肉芽、坏死组织、分泌物清除干净。

（3）如为平整创面，基底无明显腔隙、窦道，则可将 PRP 与凝血酶、钙剂注入容器内，形成凝胶后，再将其覆盖于创面。

（4）如创面存在窦道及腔隙，则应将 PRP 与凝血酶、钙剂同时注入窦道及腔隙内，使其在窦道内形成凝胶。

（5）如清创彻底，使用 PRP 凝胶填塞窦道后可直接缝合封闭创面。

（6）需多次使用 PRP 的创面，可于第一次术后 5 天更换敷料时，消毒后再次使用 PRP，外用敷料包扎或使用持续性密闭式负压吸引治疗。

4. 截肢 / 截趾

截肢平面的选择应考虑多方面因素，如患者诉求、下肢血运情况、截肢断端组织情况等；原则上，应尽量保留肢体长度，术前可根据 ABI、TBI、下肢 CTA 检查及经皮氧分压情况判断截肢平面。已坏疽足趾必须截除，小腿以下截肢、截趾，不建议使用止血带；截肢残端封闭应留置引流管，肌肉、皮下组织用可吸收线缝合，由于糖尿病足截肢残端皮肤愈合需较长时间，建议使用皮肤缝合器缝合固定，术后可直至皮缘愈合良好再行拆除，而不至于出现缝线反应。

1）糖尿病足保肢与截肢的选择

选择截肢与保肢应综合评估患者的收益与风险，不能单纯以保肢率来衡量糖尿病足的治疗水平。有时长期（数月）的保肢成功并不是最正确的方案，对相当比例的糖尿病足患者来说，选择截肢尽快解决伤口问题对全身的影响是更适合的治疗策略。

2）接受长期保肢治疗的潜在风险

（1）皮肤系统：皮肤萎缩（食欲不振、营养不良造成皮下脂肪减少，皮肤老化、变薄及弹力纤维变性），压疮。

（2）呼吸系统：肺活量减少与通气量降低（呼吸肌肌力减退，肺活量有效呼吸量及最大通气量降低）；缺氧 – 限制性损害和水平姿势（卧床）使通气 / 血流比值明显降低；坠积性肺炎；误吸。

（3）心血管系统：心力贮备减少（心肌收缩力减退、心排血量降低）；直立性低血压（最普遍心血管系统症状）；水肿（静脉血液淤滞、毛细血管流体静压增高）；静脉血栓形成（下肢静脉血液淤滞、血液高凝状态）。

（4）神经系统：感觉改变（感觉异常和痛阈降低），运动功能减退，自主神经系统不稳定（自主神经系统活动过度或活动不足，很难维持自主活动的平衡状态）。

（5）肌肉系统：肌力耐力减退（1 周肌力丧失 20%）；肌力恢复速度按每天最大肌力锻炼，每周增加原有肌力的 10%；耐力丧失是肌力减退的结果，其发生速度与肌力减退一致；失用性肌萎缩（肌肉体积缩小）；协调不良与肌肉挛缩（动作协调不良，给站立和行走带来严重的障碍）。

（6）骨骼系统：骨质疏松与异位钙化（骨的有机与无机化合物耗竭导致骨质疏松，易发生骨折，骨钙转移引起短暂或持续性高钙血症，伴钙质沉积在受损的软组织中，称为异位钙化）；关节纤维变性与关节强直（关节周围肌肉被结缔组织代替，异位钙化，关节僵硬）；腰背痛（腰背肌挛缩、腰椎前凸度增加、骨盆前倾易引起腰背疼痛）。

3）接受截肢治疗收益

预防性截肢保全更多足趾，功能性截肢保留肢体长度及功能；迅速去除了丧失功能的肢体远端的感染负担，使全身多器官功能得到改善；显著降低了医疗费用，保全了患者家庭接受后续医疗的能力；现代假肢工艺较完善，截肢短期愈合后佩戴假肢，更利于患者康复及提高生活质量，提高远期生存率。

4）功能性截肢

（1）目的：① 将过去需要膝下截肢的患者转为部分足部截肢，保留足部的跖行功能；② 使用定制的矫形鞋而不是穿戴假肢；③ 半足或全足截肢是医生努力保肢治疗的最后手段。

（2）截肢方法：① 足部远端的截肢：足趾截肢术；② 足部中段截肢：跖骨截肢术、Lisfranc 截肢术；③ 足部近端截肢：Chopart 截肢术、Syme 截肢术；④ 足趾截肢术。

（3）适应证：① 足趾溃疡合并骨髓炎；② 足趾坏死。

（4）操作要点：① 设计鱼嘴形切口，尽量设计足底皮肤长于背侧皮肤；② 尽量保留近节趾骨基底部作为支撑，防止相邻足趾侧向移位；③ 如果需行跖趾关节截肢，切口设计成球拍形状；④ 姆趾截肢尽量保留近节趾骨基底，维持屈趾肌力，提高行走能力。

5）功能性截肢方法

（1）跖骨截肢术：前足溃疡并发骨髓炎跖骨适合使用。操作要点：① 行部分跖列切除时，避免出现脚裂，引起伤口难以愈合。行邻近跖骨基底截骨术，达到前足变窄，可以一期闭合足底皮肤；② 经跖骨截肢时，切除的跖骨尽量维持抛物线形态；③ 尽量保留跖骨长度的20%；④ 保留第一第五跖骨基底的完整性，可以保留胫骨前肌腱和腓骨短肌腱的附着点。

（2）Lisfranc 截肢术：适合于畸形且无功能的前足，足部没有足够的软组织覆盖时。操作要点：① 足底部皮瓣要长，覆盖创面；② 足背要做一个全层皮瓣；③ 术中要评估腓肠肌是否有挛缩；④ 要行胫前肌腱和腓骨短肌腱重建。

（3）Chopart 截肢术：适用于中足的感染伴骨髓炎，足部没有足够的软组织覆盖的创面。操作要点：① 足底部皮瓣要长，覆盖创面；② 将胫前肌腱固定在距骨颈，腓骨肌腱固定在跟骨外侧；③ 必要时行跟腱或腓肠肌腱延长。

（4）Syme 截肢术：适用于无法挽救的足部感染。

5. 糖尿病足创面修复方法

创面清洁、基底血运相对较好时，可根据具体情况选择修复方式。

1）植皮：创面基底肉芽组织已完全覆盖裸露骨质及肌腱、移植皮片以刃厚皮及薄中厚皮为主。

2）皮瓣：由于足部的特殊结构，糖尿病足创面往往伴有深部组织的暴露，如肌腱、血管、神经、骨质等，这种情况下就需要选择皮瓣治疗。① 糖尿病足患者皮瓣治疗的特殊之处在于，这些患者下肢往往存在不同程度的血运障碍，在选用皮瓣治疗时要相对慎重，首先要明确下肢血运情况，如果条件允许，再酌情选择合适的皮瓣。② 明确下肢血运：通过血管造影、血管超声、ABI、TBI 及 $TcPO_2$ 等检查综合判定，尤其是要重点明确局部皮瓣、岛状皮瓣区域内的血运情况，以及需要和游离皮瓣吻合的血管情况。目前对 ABI、TBI 及 $TcPO_2$ 等尚未明确的数据标准来确定是否适合皮瓣治疗，更多处于临床研究阶段。③ 皮瓣的选择：糖尿病足创面可以选择残余组织瓣、局部随意皮瓣、局部岛状皮瓣、局部肌肉瓣、游离皮瓣等皮瓣治疗，建议按照创面修复重建阶梯合理选择。

（1）残余组织瓣：又称为剔骨皮瓣、残端修整，设计直线或弧线的手术切口，将已经坏死的趾骨、跖骨等骨质以及其他坏死的深部组织去除，利用切口两侧健康的皮肤及皮下组织将清创后的骨质、深层组织覆盖。

（2）局部随意皮瓣：包括 V-Y 皮瓣、局部旋转皮瓣、菱形皮瓣等。其中单侧 V-Y 皮瓣可以修复长度约 1～2 cm 的缺损创面，双侧 V-Y 皮瓣可以修复长度约 3～4 cm 的缺损创面，如果能做成带穿支动脉的 V-Y 皮瓣，则修复范围更大。局部旋转皮瓣或菱形皮瓣一般是使用非负重区的组织修复负重区域，增强耐受性，供区一般需要植皮。

（3）局部岛状皮瓣：相对局部随意皮瓣而言，局部岛状皮瓣包含知名血管，设计时皮瓣范围可以相对更大，血运状况也更为确定。使用较多的是足底内侧动脉局部岛状皮瓣、腓动脉岛状皮瓣、外踝上动脉岛状皮瓣等。

（4）局部肌肉瓣：局部肌肉瓣多用于足踝部、足跟部深度创面的填充、修复，可以联合植皮治疗，供区一般可以直接封闭。术前可以通过 MRI 观察肌肉的完整性和活性。常用于足部肌肉瓣的是趾短屈肌、趾短伸肌、姆展肌、小趾展肌。

（5）游离皮瓣：目前已有较多使用游离皮瓣修复糖尿病足创面的报道，常用的背阔肌游离皮瓣、股前外侧游离皮瓣、腹直肌游离皮瓣等。游离皮瓣术前血管检查应更为精细，可辅以下肢血管搭桥手术重建血运。

（郝岱峰）

第四章　减压治疗

一、减压治疗及支具应用的常见类型

对于减压治疗，其实最简单的方法就是穿袜子，避免光脚走路。Veves 研究简单的袜子可以减少峰值压力 10%。Cavanagh 研究一双合适的鞋加上一双鞋垫可以使足底峰值压力减少到 25%，所以简单舒适的袜子、鞋垫即可以达到一定程度的减压效果。另外也可以用以下方法进行加压治疗：① 用有减震功能的材料做鞋垫或者加入气垫，从而减少从脚底撞击地时的应力；② 运用羊毛垫、PPT 等增加负重面积，将重量均匀地分配；③ 用胶水或胶带固定垫块或填充在溃疡区域周边，降低高危区域的负重；④ 减少小面积的负重力量。例如在患有爪状趾的患者所穿着的鞋头部位进行额外的深度调整，使集中于指间关节的背侧部皮肤的压力减轻。

当简单的加压治疗效果不佳或者足部发生溃疡无法使用普通鞋袜等加压治疗时，就需要设计一些特定的减压设备或者使用支具进行治疗。轮椅和拐杖是我们在临床中较常用到的有效的减压装置，但这种设备一定程度上限制了患者的活动力，对于没有残疾的患者难以长期使用。此外，拐杖也可能会导致对侧肢体受到额外的压力，从而增加足溃疡的风险。除了轮椅、拐杖，以下设备我们在临床上更为常用。

1. 治疗鞋类

为糖尿病足患者设计制作特定的具有加压作用的鞋类，相比于其他的加压设备，患者的依从性较好，可以取得不错的疗效。临床上常用的设计包括前或后半鞋、手术鞋、愈合凉鞋、处方的特制鞋、特宽鞋头的鞋类、楔形鞋底类等。

半鞋的设计是专门为减轻前脚局部负荷的。半鞋原本是用来保护手术后的前足区。该鞋有近 10° 背屈的鞋底，旨在消除前足区在推进步态中前脚底部的压力，这种特性可用于大部分糖尿病足溃疡。半鞋比单独用手术鞋或在手术鞋上加泡沫敷料的效果好。

处方的特制鞋是为一些足部畸形的患者而个别设计的。此类鞋除了设计上保护双足外，有需要时可改善患者在下肢生物力学上缺陷，亦可增加加压的功效。但这类鞋需要配合制鞋技术人员的特殊技能。

愈合凉鞋有特别的摇杆底部设计，跟半鞋一样有限制跖趾关节背屈的作用，以减轻步行时推进阶段在跖骨头底部的压力。另外也可以设计一些加压的拖鞋，以便患者在家中使用，这样会有更好的依从性。

2. 全接触石膏支具

国外有研究报道该装置可以减轻溃疡处 84% ~ 92% 的压力，它不仅能降低足底溃疡部位的局部压力、减少糖尿病神经病变足的高峰压力点，而且可以固定皮肤溃疡边缘、保护足底、避免受伤、控制和减少下肢水肿等。这也被临床医生认为是减少糖尿病足足底压力的黄金标准。

全接触石膏支具的设计可消除跖骨头和足趾表面的负荷，减少前足足底部的压力。它可把应力转移到患者的小腿和足后部。我们在设计全接触石膏支具的过程中，可在伤口部位剪去部分的全接触石膏，来实现窗口的功能。有研究报道指出，这种有窗口的全接触石膏比前半鞋或后半鞋更能有效地治疗糖尿病足底溃疡，降低继发性骨髓炎的风险。但是，这种窗口式设计也有潜在问题，如果窗口过小，会限制其作用；如果过大，影响溃烂区的加压作用，也会妨碍窗口位置开关或导至塌陷。所以应根据临床的具体需求进行设计。

不过全接触石膏也有其缺点，包括皮肤擦伤，使用后特别是老年人的行动不稳定，容易绊倒，甚至伤口感染等。另外对于这种不可拆卸的支具许多患者不能接受，尤其在夏天，给日常活动带来诸多不便。

3. 可拆卸步行器具

对于不能接受全接触石膏支具的患者，可拆卸步行器具是一个很好的选择，患者可以很方便的拆开或重新配戴。目前有多款用作治疗糖尿病神经病变性足溃疡的成品可拆性步行器具，例如空气石膏支具、高筒或短筒的装甲靴，亦有个别特制的可拆性步行器具。但也有研究发现，全接触石膏比可拆性步行器具能更快愈合糖尿病神经病变性足溃疡。调查显示只有10%～28%的患者会顺从医嘱使用这类可拆性的设备，由于其方便性，也导致了患者频繁拆卸，从而影响减压的效果。

综合全接触石膏支具和可拆卸步行器具的优缺点，临床上开发出即用式全接触石膏支具。这种设计只要在可拆卸步行器具上包上纤维石膏绷带便成。这样只有在随访时患者才可拆开支具。这种方法除了可节省经费外，还使安装及拆卸工作更容易。这样既提高了患者的依从性也保证了治疗效果。

二、不同患者的分级应用

1. 0级风险（初诊断糖尿病患者）

该级患者包括所有没有保护性感觉丢失的糖尿病患者。这些患者各种感觉正常，在没有足部畸形指征的情况下不需要特殊的鞋类。然而对这些患者来说养成好的穿鞋习惯不算太早，因为他们足部的感觉系统或许会在疾病的其他阶段丢失。对于该级的患者我们建议：① 接受教育，寻求足病专家做足筛查，定期检查和评估末梢感觉和循环状况；② 不要对足施加过重的压力（包括足背和足底）；③ 选择宽松、舒适的鞋子，选择可拆式有缓冲作用鞋垫；④ 养成良好的足部卫生护理习惯，例如彻底清洗足部、轻轻擦干和穿鞋前仔细检查有无异物等。

2. 1级风险（有溃疡风险的病人）

该阶段的糖尿病患者由于周围神经病变损伤感觉神经使双足保护性感觉缺失，双足变得不敏感，容易导致溃疡的发生。另外运动神经亦会受到影响，易至足部肌肉萎缩，造成足趾变形，出现爪状或锤状趾，这些畸形容易导致患者因步行或穿着不合适的鞋子而受伤害。此外，糖尿病自主神经受损患者，往往存在皮肤干燥，容易形成裂缝，在外界作用下极易形成溃疡。糖尿病并发症亦令肌腱和韧带因非酶糖基化的关系导致关节活动范围受限，其中包括第1跖趾关节、踝及距下关节。该阶段患者往往同时存在以上多种危险因素，都会增加足溃疡的风险。

对于该阶段患者首先需要我们临床医生运用一定的下肢生物力学知识对患者足部进行评估和筛查：① 检查受损组织、压力点、鸡眼和胼胝的位置；② 足部的畸形或异常（包括鸡眼和胼胝）；③ 关节的灵活性；④ 步态分析；⑤ 态势评估；⑥ 压力分析；⑦ 鞋底及皮革损耗的情况；⑧ 患者的活动水平。完成对患者评估和筛查后，我们可以有针对性的对患者不同的危险因素进行合理的干预。

（1）鸡眼和胼胝：有研究发现，足底部有鸡眼和胼胝增生的部位峰值压力明显增强。Murray 研究结果发现，胼胝如增生在压力部位，能预测到该区有机会最终发展成糖尿病足溃疡。对于存在鸡眼和胼胝的患者我们建议：① 经常使用浮石或砂锉去除老皮；② 经常涂润肤膏保湿；③ 穿着合适的鞋子并定期检查鞋子；④ 使用软鞋垫或硅胶鞋垫；⑤ 及早、定期清创，可以减少足底峰值压力。

（2）足部畸形：该阶段患者最常见的足部畸形是由于运动神经病变引起的爪状或锤状趾。针对这种危险因素我们常用趾垫予以干预，趾垫可以增加负重表面的面积从而重新分配趾底压力。它能为脚趾顶点部提供缓冲作用，减少趾尖部因局灶性压力而形成伤害，亦减少鸡眼和胼胝形成的机会，减轻高风险足发展成足溃疡的风险。

（3）压力过大或分布异常：我们通过对患者足底压力的分析，筛查出压力过大或异常分布的区域，对这些区域予以特殊的装置进行减压及调整压力分布。比如，对于足前部跖骨区域压力过大者，建议使用跖骨底垫，可以重新分配前足底部过多的负荷，减轻局部压力过度的影响。该垫边缘设计为斜面，放置在前足底部，覆盖至跖骨头下方，防止边缘过厚而导致的不适。对于需要足底多部位减压，可以使用全足底鞋垫，包括平面类鞋垫、轮廓类鞋垫和在不同条件下铸造脚模的鞋垫，通过这些设备可以对足底进行更为全面的减压治疗。

3. 2 级风险（已出现溃疡的病人）

该阶段的糖尿病患者足部已经出现了溃疡，在该阶段的临床治疗过程中，除抗感染治疗、血糖控制、伤口护理和血管重建外，机械控制是溃疡愈合的一个关键因素。足底部压力高峰值异常过高会延长溃疡愈合的时间，因此机械控制在该阶段非常关键。对于处在溃疡活动期的患者我们一般不建议穿鞋，除非特定的处方鞋。因此这一阶段我们更多建议使用支具治疗，全接触石膏支具、可拆卸步行器具等都可供我们选择。对于支具的选择我们应该综合评估患者的病情以及其依从性，从而保证支具治疗效果。另外，国际糖尿病足工作组建议一些不适用全接触石膏支具或可拆性步行器具的神经病变性糖尿病足溃疡患者，可改选用半鞋做减压器具。

对于该阶段患者我们使用支具治疗的控制目标为：① 减压的同时保证溃疡患者可做轻度的走动；② 加强软组织的可生性；③ 促进伤口愈合；④ 减轻压力、摩擦和剪切应力，同时保持皮肤的滋润和温度在适当水平，以支持组织的健康成长。

4. 3 级风险（有近期溃疡愈合的糖尿病患者）

对于溃疡已经愈合的患者，我们在治疗上仍不能掉以轻心。国外有研究报道，愈合后使用治疗鞋患者 12 个月溃疡复发率为 15%，而未使用治疗鞋患者其溃疡复发率高达 60%。因此这一阶段我们应该制定合理的保护计划，使病人从全接触的支具治疗过渡到新的治疗鞋治疗阶段，防止溃疡的复发。我们可以先通过提供一个软硬适中的步行夹板或外科矫形器来巩固脆弱的新生组织，待新生组织稳定后再使用特制的治疗鞋。因此对于该阶段的患者我们建议：① 对患者进行宣教，重视该阶段的治疗意义，从而提高患者后续治疗的依从性；② 给患者处方合适治疗鞋，并定期根据患者足部变化对治疗鞋进行调整。

三、手术减压

如果上述各种保守治疗方案失败，为了减轻足部的压力，促进溃疡愈合或防止溃疡复发，手术在临床中也可供选择。在外科手术中，需要血管专家参与评估并制定合适的手术方案。以下为外科手术减压的指征：① 严重的畸形，无法使用制作治疗鞋；② 邻近的骨出现骨髓炎，避免接触感染的骨；③ 在经过各种治疗，伤口难以愈合，保守方案无效；④ 经过各种治疗，溃疡仍复发。

临床上常用的手术方案有：① 跟腱手术：跟腱延长术（切断、肌腱转移、关节囊的释放）；② 截骨术：跖骨的背屈截骨术；③ 外生骨疣切除术：联合切除术、内切除术；④ 外固定架固定或外固定器进行外部卸载；⑤ 部分或全部截肢术。

减压治疗流程见图 6-5 所示。

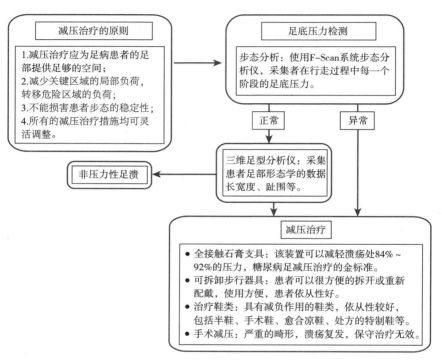

图 6-5　减压治疗流程图

（李　秋）

第五章　截趾与截肢

一、原则

糖尿病足是糖尿病最严重的并发症之一。糖尿病可导致周围动脉病变（PAD），并进一步导致血管变窄，从而减少腿部和足部的血流供应。糖尿病同时也会导致周围神经病变，使患者无法感知疼痛，从而无法意识到足部伤口或者溃疡，进而导致感染。血流供应减少也会影响伤口愈合和机体抗感染的能力。最终结果是伤口不愈合、组织坏死或坏疽和骨髓炎的发生。病情进一步发展，则会导致不可避免的截趾与截肢。

在美国因糖尿病截趾和截肢的患者约占总人口 0.9%。糖尿病患者截趾和截肢的可能性是普通人的 15 倍，最常见的是足趾、足和下肢的截肢。随着社会对糖尿病足的日益重视，科学的血糖管理和足部护理能够有效预防足部溃疡的发生。英国统计显示，在过去的 20 多年，下肢截肢的发生率下降了 50% 以上，这很可能得益于有效的糖尿病管理。

糖尿病截趾和截肢的危险因素包括：周围神经病变、血管病变、足部溃疡、夏科氏足，其他足部损伤。不可逆血供丧失是截趾和截肢的唯一的绝对指征。对于无法控制的感染，为保全生命，有时也必须截肢。截肢平面的确定取决于"截肢平面越远功能越好"和"截肢平面越近并发症越少"这两方面的权衡。

二、方法

对于病情严重的糖尿病足患者，截肢有时不可避免。截肢治疗适应证：坏死肢体感染危及生命、血供无法重建、创面难以愈合、因疼痛难以忍受、患者家庭经济状况难以坚持长期非手术治疗而强烈要求者，可进行截肢治疗。

谈到截肢，首先要对患者的病情进行综合评估。截肢平面的选择，一般可根据患者全身状况、局部供血和损伤情况决定，争取达到残端一期愈合的情况下保留患肢功能。目前临床上使用比较广泛的是采用经皮氧分压测定（也可结合血管影像学检查）。一般来讲，组织的经皮氧分压 <20 mmHg 时，预示着截肢残端无法愈合；经皮氧分压 >40 mmHg 时，预示着截肢残端可以愈合；介于二者之间有愈合的可能，可能需要采用增加血流的方法。患者围手术期的营养状况也非常重要，补充白蛋白至 3 g/dl 以上有利于截肢伤口的愈合。

截肢皮瓣应保持适当的厚度，肌肉应在截骨远端至少 5 cm 处离断。如果伴有肢体缺血性疾病，则不宜使用止血带。糖尿病足截肢通常伴有感染，因此截肢时不宜驱血。

截肢术后除了骨科还需要多学科合作治疗。需要内分泌科协助调整血糖和其他生理指标，康复科协助功能康复和假肢安装，疼痛科医师协助治疗可能出现的幻肢痛，心理精神科医师进行心理健康指导。

三、注意事项

行截肢术之前，医师需要综合考虑以下因素：肢体功能、生活质量、现实因素、经济状况以及保守或截肢对患者的风险。因为截肢对患者意味着生活和劳动能力的丧失，需要和患者以及家属充分沟通。对于长期卧床和有精神疾病的患者，选择一期截肢术可能更为合适。

进行截肢术之前最好请血管外科专业医师评估患者的血管情况，有条件的医院可以先由介入与血管外科医师进行下肢动脉腔内介入治疗或者下肢动脉旁路移植术，再由骨科进行截肢术。

四、流程图

糖尿病足截趾与截肢的流程见图 6-6 所示：

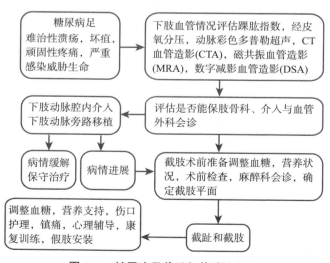

图 6-6 糖尿病足截趾与截肢流程图

（张学军）

第六章 夏科神经骨关节病的治疗

一、夏科足的概念

夏科足又称为夏科神经骨关节病（Charcot Neuroarthropathy, CN）或夏科氏关节病，是一种累及足和踝部骨、关节和软组织，常出现不同程度的骨质破坏、关节半脱位或脱位及足部畸形（舟状足是其特征性改变），并导致下肢稳定性下降、复发性溃疡并威胁下肢保全的进展性病变，中毒（乙醇、药物）、脊椎和神经根病、肾脏透析等 20 余种疾病均可引起夏科神经骨关节病；目前糖尿病神经病变已成为夏科神经骨关节病最常见的发病原因。

二、流行病学

糖尿病夏科足常发生于 40～60 岁患者，病程 10 年以上，70% 夏科足发生在中足，多单侧发病，双侧发生率约 5.9%～39%；因为缺乏标准的临床和影像学诊断标准，其确切发病率尚不清楚；由于误诊及延迟诊断的原因，实际发病率可能更高。

三、病因学和发病机制

既往研究显示，长病程、肥胖、高血糖、周围神经病变、骨代谢异常、创伤、溃疡及使用免疫抑制剂者等为夏科神经骨关节病危险因素；目前发病机制仍不明确，主要包括：神经创伤学说、神经血管学说、联合学说及炎症反应学说。

四、临床分期

1. 根据病情演变过程分 4 期（表 6-7）

表 6-7 Eichenholz 4 期

0 期（炎症）	1 期（进展）	2 期（融合）	3 期（重建）
出现皮肤温暖、充血、水肿，X 线表现大致正常，MRI 可能发现骨髓水肿和微小骨折	红肿热等症状明显，出现骨碎裂、骨吸收、关节脱位、骨折	红肿等症状减轻，出现关节硬化、融合，骨折愈合，碎片吸收	红热症状消退，有骨性强直、成骨、骨硬化减少、骨关节融合、变形

2. 根据临床表现分为 2 期（表 6-8）

表 6-8　急慢性分期

急性（活动，Eichenholz 1 期）	慢性（Eichenholz 2 期或 3 期）
患足充血、水肿、疼痛及皮温增加等炎症反应明显，骨关节破坏进展迅速，以中足为著	红斑、热等症状基本消退，仍有不同程度肿胀，出现骨关节脱位、骨折、变形，足弓塌陷

五、诊治流程

糖尿病夏科足诊断需结合病史、体征、神经、血管、骨骼肌肉及影像学结果综合判断。诊治流程见图 6-7 所示：

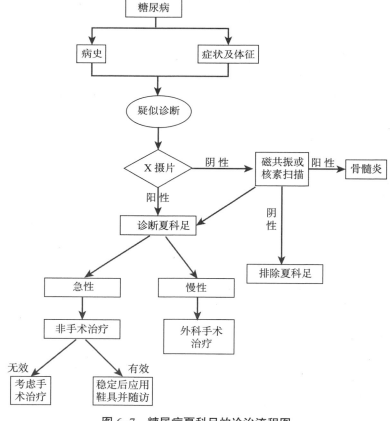

图 6-7　糖尿病夏科足的诊治流程图

摘自　The Charcot Foot in Diabetes[J]. Diabetes Care, 2011, 34（9）:2123-2129.

1. 糖尿病夏科足临床症状体征包括患足显著肿胀、红斑或酸胀、皮温高、足部动脉搏动好、足部感觉缺失、关节不稳、脱位及足部畸形等，由于保护性感觉缺失故疼痛相对较轻。

2. 实验室检查：血白细胞计数、血沉及 C- 反应蛋白正常；以上可与感染相鉴别；Brodsky 提出了一种简单的试验来鉴别夏科足和伴随足底溃疡的感染：患者取仰卧位，患肢抬高 5 ~ 10 min，如红肿减轻则支持夏科足，反之则考虑感染可能。

3. 鉴别诊断：如糖尿病合并神经病变者在短期内（4 ~ 6 周）出现足及踝部红肿、不同程度疼痛或酸胀、皮温增高，而 X 线检查正常，需考虑急性夏科足；此时常易误诊为骨髓炎、痛风、蜂窝组织炎、关节炎及深静脉血栓等。

4. 骨髓炎与急性夏科足鉴别：骨髓炎的病变常局限于趾端、跖骨头及跟骨等负重部位，易合并软组织病变如脓肿、窦道等，一般无畸形；而急性夏科足可涉及多个关节或骨，且易出现畸形。MRI 和核素扫描有助于鉴别。

5. 影像学检查包括 X 线、MRI、核素扫描等（表 6-9）。

表 6-9 X 线、MRI、核素扫描、PET 各自特点

X 线	磁共振成像（MRI）	核素扫描	正电子发射断层扫描（PET）
优点：经济、简便，为首选筛查方法，其可显示骨结构、对线及骨质情况且有助于分期、分型；早期可表现为正常或微小骨折或脱位、软组织肿胀、骨端硬化，后期可发现足弓塌陷、关节间隙狭窄和第一趾骨破坏，关节半脱位或脱位及全足畸形。缺点：敏感性低，典型表现常出现较晚	X 线阴性时，MRI 即可检测到早期轻微病变；在鉴别骨髓炎和夏科足方面有高度敏感性和特异性；其支持急性夏科足的常见征象有：软组织水肿，关节渗液，相关关节软骨下骨髓水肿（T1 加权项为低信号，在 T2 加权为高信号）。骨髓炎常仅涉及单一骨，而急性夏科足则为关节周及软骨下	"锝"（Tc-MDP）三相骨扫描对活动性骨病理学有很高的敏感性；但循环中核素的减少可导致假阴性，且缺乏特异性；示踪白细胞扫描（用"111 In"或"99 mTc"）为神经骨关节的感染提高了特异性，有助于排除骨髓炎	与 CT 联合在鉴别夏科足炎症（特别是合并边缘皮肤缺损时）与骨髓炎感染方面有很高的价值，有研究显示其特异性达 100%，敏感性 93.8%；夏科足呈低度摄取，而骨髓炎呈高浓聚，平均标准摄取值在正常足为 0.42，夏科足 1.3，骨髓炎为 4.38

六、夏科足的治疗

急性或慢性夏科足总的治疗目标是维持或获得足和踝部的结构稳定，避免发生溃疡并保持足部跖行外形。

非手术治疗目的是足部减压、治疗骨病和预防骨折的发生。

（1）减压：是急性夏科足最重要的治疗措施，阻止畸形进展；一般情况下足应予以制动，固定在一个不可拆除的全接触石膏支具中，直到红斑、水肿、皮温增高等症状消失，通常 8～12 周，在急性或活动期得到控制后，改用可拆除支具及 Charcot 限制矫正行走器（CROW）等，整个疗程约 4～6 月，一般每 1～2 周更换支具。全接触式支具可能会诱发溃疡，甚至骨折，而且制动也会产生肌力降低、骨密度下降等副作用。

（2）抗骨吸收治疗：活动期夏科足存在骨转换增强，合并骨折的患者存在骨密度下降，可考虑使用抗骨吸收药物如双膦酸盐或降钙素；有研究显示其可降低患足皮温及疼痛症状。但目前尚缺乏更多大样本的前瞻性研究结论来提供证据。

（3）骨生长刺激：直流电骨刺激已被实验及临床发现可促进急性期骨折的愈合并改善临床症状；超声波骨刺激被报道有助于夏科足的关节融合。但缺乏后续研究支持，目前仅作为术后阶段的辅助治疗。

（4）内科治疗建议：① 减压和制动是急性夏科足最重要的治疗，能防止足的进一步破坏。② 几乎没有什么证据证实药物治疗能促进夏科足的愈合。③ 在急性发作后，需要保护性的负重治疗，包括承重的器具，如特制的鞋、靴及支具等，且需定期检测。④ 夏科足复发或新发及其他糖尿病足并发症的监测应持续终生。

（5）外科手术治疗建议：① 手术治疗对难以通过减压和制动治疗取得疗效的患者或顽固性溃疡的夏科足是有益的。② 急性神经病变骨折和脱位的初期管理与其他骨折并无不同。③ 外生骨疣切除术对缓解骨突起（不推荐使用安置矫形器和假肢等方法）是有益的；对于这种骨性异常，难以用手术方法来解决所有相关问题。④ 跟腱或者腓肠肌腱的延长，可减轻前掌压力，并改善踝和后足与中足及前足的排列结构。⑤ 关节融合术对于非手术治疗失败者的不稳定、疼痛或反复溃疡是有利的，尽管其不完全性骨愈合的发生率较高。⑥ 对于严重夏科足踝关节病，手术管理可被认为是一种主要的治疗方法。

急性、慢性夏科足手术治疗目的及适应证见表6-10：

表6-10 急性、慢性夏科足手术治疗目的及适应证

急性夏科足	慢性夏科足
治疗目的是稳定骨性结构、预防骨量丢失和关节脱位/半脱位。 对于存在足部畸形但跖行足能完全负重者可不用手术。 手术适应证： ● 减压制动治疗无效，存在关节脱位及明显不稳定性； ● 存在踝关节水平的骨折或脱位； ● 踝关节水平严重变形如无法重建亦可考虑小腿截肢； ● 管型石膏固定或可调节外固定架，逐步重建恢复足部骨骼力线和稳定，在急性期过后（3~6周），足部骨骼力线逐渐矫正后通过二期关节融合术来固定足部位置	● 不稳定足：存在穿鞋和支具使用困难，且常出现溃疡，需重建手术治疗（如跟腱延长、截骨矫形、清创、关节融合和切开复位内固定）且需逐步矫正畸形；目的在于重建足部稳定、可以正常穿鞋的跖行足； ● 稳定足：对于存在可能导致足部相应部位皮肤溃疡或坏死的骨性突起可骨性切除，截骨矫形是常用方法

（殷 汉）

第七章 畸形足的矫形治疗

糖尿病神经病变，特别是运动神经病变，可引起足部肌肉萎缩无力、伸屈失去平衡，使足结构破坏形成锤状趾、爪形趾、高弓足、姆外翻等畸形。足结构畸形改变使足底压力分布异常，是足底压力升高的一个主要原因，发生糖尿病足的危险增加2~3倍。

畸形足的矫形治疗流程见图6-8，流程分析见表6-11。

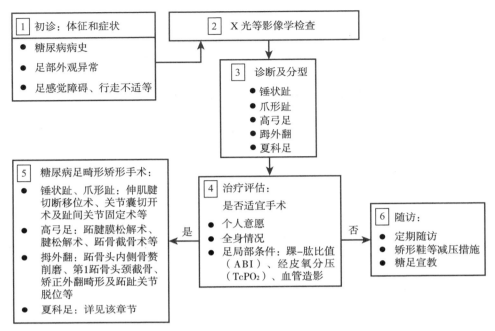

图 6-8　畸形足的矫形治疗流程图

表 6-11　畸形足矫形治疗流程分析

1 体征及症状
锤状趾：是近节趾间关节跖曲畸形，伴跖趾关节过伸畸形；在近节趾间关节的背侧面，当足趾弯曲，近端趾间关节与鞋子接触摩擦时就会产生胼胝；在跖趾关节跖侧面，由于跖趾关节处于过伸位，使跖骨头下方产生压力面，胼胝部位和跖骨头下方的压力面是易发生溃疡的主要地方。 爪形趾：是跖趾关节背屈挛缩和远、近节趾间关节屈曲挛缩的结果，使得跖骨头和爪形足趾形成显著的压力面，从而使得该压力面易发生溃疡。 踇外翻：是第 1 跖骨体内收、下降、旋前使相邻足趾横向偏离，相邻足趾间隙减少，相邻第 2 足趾挤压而导致半脱位或脱位，亦会导致第 2 足趾外在压力增加并易发生溃疡。 高弓足：又称为弓形足。足部表现有足纵弓呈拱桥形，常伴爪形趾畸形，还可能有跟骨内翻或轻度外翻，跖骨头跖面形成痛性胼胝。在足底可见跖筋膜的挛缩带。站立时，可见其足底中部始终不能着地，在内踝至第 1 跖骨小头内侧画一连线，正常应通过舟骨结节，此时舟骨结节上移，即为弓形足。 夏科氏关节病：是严重糖尿病神经病变且不伴血管病变，常有局部无菌性炎症，并引起不同程度与不同模式的骨骼损坏、关节半脱位 / 脱位和畸形。畸形特点是中足塌陷、下沉，形成"弧底"足，故又称之为"舟状足"。

（续表）

2　影像学检查

锤状趾：趾间关节或跖趾关节关节面下骨质硬化明显，趾间关节或跖趾关节间隙狭窄或消失，严重的病例可见跖趾关节脱位，近节趾骨向背侧移位。

爪形趾：按畸形的严重程度分为 3 度：① 轻度畸形：跖趾关节或近侧趾间关节没有僵硬性的挛缩，畸形随着负重的增加而增加；② 中度畸形：近侧趾间关节出现僵硬性的跖屈挛缩，但跖趾关节未出现背伸挛缩；③ 重度畸形：近侧趾间关节出现僵硬性的跖屈挛缩，同时伴有跖趾关节背伸挛缩。重度畸形一般有跖趾关节的半脱位或完全脱位。

姆外翻：X 线上测量姆外翻角及跖骨间角分为轻度拇外翻（HAA ≤ 30°、IMA ≤ 14°），中度拇外翻（HAA30° ~ 40°、IMA14° ~ 16°），重度拇外翻（HAA>40°、IMA>16°）。

弓形足：高弓足按畸形节段可分为足前段畸形、足后段畸形及联合畸形。足前段畸形包括前足或中足的过度跖屈和内收，这种屈曲状态可表现于整个前足或者仅局限于第 1 跖列。足后段畸形包括跟骨倾斜角 >30°，及后足内翻。联合畸形包括足前段和足后段的复合畸形。

夏科氏关节病：足部骨质破坏、关节间隙变窄、软组织肿胀、关节半脱位，关节融合、碎骨等征象，详见该章节。

3　诊断及分型

症状及体征结合影像学检查即可确诊并分型。

4　治疗评估

个人意愿：患者及家属能否接受手术方式；充分了解糖尿病对机体愈合能力的不良影响，同时会间接影响住院时间及费用。

全身情况：全身情况较差；血糖控制不佳，高血压、高血脂；心肺功能不全、肝肾功能不全、神经系统或者精神疾病史及肿瘤者；减肥药、生长激素、糖皮质激素、甲状腺激素、性激素等药物应用史；对医护人员依从性差；吸烟、饮酒。以上情况列为手术禁忌或相对禁忌，谨慎考虑手术。

足局部条件：踝肱指数（ABI）、经皮氧分压（TcPO$_2$）、血管造影等。

踝肱指数（ABI）：ABI <0.9 作为下肢血管病变的诊断标准，当 ABI<0.3 时，可随时发生缺血性坏疽，此时应进一步行血管造影等检查，明确下肢血管病变情况，酌情解决下肢血管问题。

经皮氧分压（TcPO$_2$）：TcPO$_2$ <20 mmHg，提示血管条件差，伤口愈合可能性小。

综合以上多种因素，选择合理的手术方案，尽可能选择简便易行的手术方式；如不适宜手术，则进行定期随访及宣教等。

（续表）

5　糖尿病足畸形矫形手术

锤状趾、爪形趾：锤状趾与爪形趾常相互混称，但爪形趾畸形较严重，常影响多个足趾，甚至姆趾。

手术方式：包括胼胝切除、肌腱平衡手术、各种截骨术、关节成形术及关节固定术。

① 伸肌腱切断及关节囊切开术：在跖趾关节水平切断伸趾肌腱，并切开跖趾关节囊背、内侧壁、外侧壁。这种手术适用于不能耐受广泛重建手术的老年病人，畸形关节应当有一定的柔韧性。

② 屈趾肌腱移位术：将趾长屈肌腱背向移位至近节趾骨背侧面伸肌腱扩张部，而替代缺失的内在肌功能，恢复跖趾关节的正常对位。

③ 近侧趾间关节成形术：适于柔软及半僵硬的锤状趾畸形，通过短缩足趾及松解软组织矫正畸形。

④ 趾间关节固定术：将近节趾骨远端作成骨栓（塞），中节趾骨近端作成骨穴，使骨栓进入骨穴达到充分骨间接触，通过骨性愈合实现关节固定。这种手术可短缩足趾，松解软组织，因而易于矫正畸形。骨与骨充分接触，可更快得到坚固愈合。少数病例出现近节趾骨背侧皮质骨折，使用克氏针补充固定可防止这种并发症。

⑤ 跖趾关节成形术：严重的爪形趾畸形软组织明显挛缩，需要充分切骨才能放松软组织，矫正畸形。可实行跖趾关节切除、跖骨头切除或近节趾骨近端切除。

高弓足：跖腱膜松解术、腱松解术、跖骨截骨术等。

① 柔性前足高弓足的手术治疗：对于柔性前足高弓足，可实行软组织手术。包括软组织松解术和腱转移术。跖腱膜松解术是最常用的软组织松解术之一。若该手术后跖腱膜仍然很紧张，则于第 1 跖骨头近侧 2 cm 处另做切口切开跖腱膜内侧束。

② 僵硬性前足高弓足的手术治疗：软组织手术仍未能矫正畸形，亦或对于僵硬的前足高弓足，需在软组织平衡的前提下采用骨性手术。包括截骨术或关节融合术。

③ 柔性中足高弓足的手术治疗：根据畸形的僵硬程度，一般对于柔软的中足高弓足，施行跖腱膜松解结合跟骨或跖骨截骨术可以足够矫正畸形，形成跖行足。

④ 僵硬中足高弓足的手术治疗：僵硬的高弓足畸形，需辅以中足骨性手术。中足的截骨术需移除楔形骨片，然后关闭融合截骨处。截骨处可位于跗跖关节水平（Jahss 截骨术）或位于舟楔关节水平（Cole 和 Japas 截骨术）。

⑤ 后足高弓足的手术治疗：在后足的矫正术式的选择上，Coleman 试验评估非常重要。该试验可以了解后足是否柔韧，并以此来决定术式。如果为柔韧性，手术则可只限于前足腓骨长肌肌腱松解、延长或转移术、第 1 跖骨背侧楔形截骨术、跖筋膜松解术或以上几种手术的结合。若畸形仍未矫正，则需根据关节的活动度，首先考虑保留关节的手术。手术需考虑复位距 - 跟轴线，矫正足中柱、侧柱畸形，若仍留有后足内翻、内收畸形的，则需跟骨行截骨术。对于关节僵硬的患者，需考虑三关节固定术。

姆外翻：第 1 跖骨头内侧骨赘削磨、第 1 跖骨头颈截骨、手法纠正姆外翻畸形及第 1 跖趾关节脱位，1、2 趾蹼间夹垫，"8" 字绷带外固定。

夏科足：详见该章节。

（续表）

6　随访
不论糖尿病足畸形是否采用手术方式矫正，均须定期随访。随访内容包括糖尿病足危险因素的筛查与评估；矫形、减压支具的佩戴；糖尿病足预防保健宣教等。详见相关章节。

（林　鹤）

第八章　糖尿病足的抗感染治疗

一、足感染的分类与诊断

1. 糖尿病足感染诊断

糖尿病足感染必须通过临床诊断，以局部或全身体征或炎症症状为基础。

骨髓炎：

（1）开放的感染创面，需进行探针探查骨试验；低危骨髓炎患者若探查阴性可排除诊断，高危骨髓炎患者若探查结果阳性，则很大程度上能够确诊。

（2）显著升高的血清炎症标志物（特别是血沉），在可疑骨髓炎患者中有参考价值。

（3）骨感染的确诊通常需要微生物学（和理想的骨组织学）的阳性结果，此骨标本是在非感染的基础上采集。该操作只在对诊断存在怀疑或确定致病微生物敏感的抗生素时才有必要进行。

（4）诊断性试验，如探针探及骨质、血清炎症标志物、X线平片、核磁共振（MRI）、核素骨扫描等多项阳性结果将为骨感染的诊断提供支持。

（5）来自软组织和窦道标本的细菌培养结果不能真实反映骨细菌培养结果，应避免使用这些结果作为选择治疗骨髓炎敏感抗生素的依据。

（6）非浅表的糖尿病足感染都需要进行足X线平片检查。

（7）糖尿病足骨髓炎诊断中，当需要进一步影像学检查时，可进行MRI检查。

（8）若不能进行MRI或检查存在矛盾，可考虑白细胞标记的骨扫描、单光子发射 CT（SPECT）或 18 氟 – 双葡萄糖正电子发射 CT（18 F-FDG-PET/CT）扫描。

2. 评价严重性

任何糖尿病足感染的初步评估都需要获得重要体征、相应血液学检查以及通过切开创面探查和评估感染的深度和广度，来确定感染的严重性。

初步评估时，需评估动脉灌注以及是否需要、何时进行下一步血管评估或血管再通手术。

3. 微生物层面

细菌培养，首选感染创面内的组织标本而不是拭子，以确定致病微生物与对其敏感的抗生素。

不推荐重复进行细菌培养，只有当患者对临床治疗没有反应或需进行耐药菌感染的检测时，才可以重复培养。

收集的标本要迅速送到实验室，并采用无菌运输容器，同时附上标本类型和取材部位。

二、糖尿病足感染的处理

1. 外科处理

部分中度和所有重度糖尿病足感染的患者要请外科专家会诊。

深部脓肿、腔室筋膜综合征，以及几乎所有的坏死性软组织感染都需要进行紧急外科干预。

骨髓炎伴以下情况时需进行外科干预：蔓延的软组织感染、软组织包膜破坏、X 线平片显示进行性骨破坏或溃疡中有骨突出。

2. 抗生素治疗

几乎所有发生临床感染的糖尿病足创面都需要抗生素治疗，没有发生临床感染的创面则不需使用抗生素。

治疗所选用的抗生素是基于可能的或已经证明的病原菌、药敏结果、感染的临床严重程度、药物治疗糖尿病足感染的有效性证据和费用等因素。

大部分轻度和中度感染只需 1 ~ 2 周抗生素疗程。

大部分重度感染和部分中度感染需经静脉用抗生素，当抗感染效果良好时可转为口服抗生素。

不选择特殊敷料用于预防足感染和改善足感染预后。

糖尿病足骨髓炎、感染骨未经去除者，推荐使用6周抗生素。当感染骨组织去除后，抗生素治疗不超过1周。

不推荐糖尿病足感染使用各种辅助治疗。

处理糖尿病足感染时，要评估传统药物使用、既往抗生素使用、当地病原菌及其细菌敏感谱。

（1）原则：使用抗生素的基本原则为：治疗开始阶段，在未知病原菌的情况下可根据经验选择，多使用广谱抗生素。在病原菌明确之后，应改用敏感抗生素。治疗时间可根据临床征象和实验室检查结果来决定。对于抗生素治疗效果欠佳者，需要反复进行培养，了解致感染微生物的变化。抗生素的局部应用不被推荐。

（2）抗生素使用方法：当糖尿病足感染轻微时，可口服抗菌药物1~2周，需要注意观察病情的变化，一旦病情恶化或继续发展，则应改为胃肠外给药。对于病情比较严重的病人，应以联合使用抗菌药物为佳，并要足剂量、足疗程。最好静脉给药，好转后可改口服。

三、注意事项

1. 糖尿病足溃疡的患者即使有严重的感染，也可以不表现出严重的感染征象，因此，客观检查非常重要。"糖尿病足感染必须通过临床诊断，以局部或者全身体征或炎症症状为基础"。

2. 应该注意的是，培养标本所取的部位应是深部组织，溃疡浅表所取的培养往往不准确。最好的培养方法是外科手术时不通过溃疡表面而切割分离的组织培养，如果存在骨髓炎，需要做骨活检、培养及组织检查。

3. 糖尿病足合并感染多为混合感染，包括需氧菌与厌氧菌，常见的感染细菌种类前者包括金黄色葡萄球菌、链球菌、肠球菌这些革兰染色阳性菌与克雷伯杆菌、铜绿假单胞菌等革兰染色阴性菌，后者包括消化球菌、消化链球菌与类杆菌属。

4. 在治疗方面，指南强调多学科合作的重要性，强调部分中度和所有的重度糖尿病足感染的患者要请外科专家会诊。严重的糖尿病足感染必须由外科医生进行紧急处治，任何抗生素也代替不了清创引流的作用。

5. 没有感染的足溃疡不需要用抗生素，大部分轻度到中度的足感染只需1～2周的抗生素治疗。及早外科清创明显缩短抗生素使用。这些都是我们在糖尿病足感染临床处治中应该遵循的原则。

四、流程图

糖尿病足抗感染治疗流程见图 6-9 所示，抗生素治疗流程见图 6-10 所示。

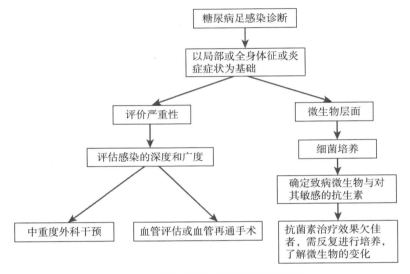

图 6-9 糖尿病足抗感染治疗流程图

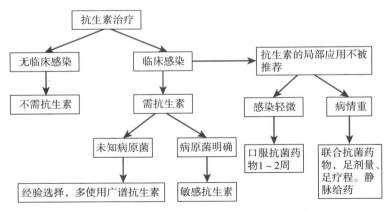

图 6-10 糖尿病足感染抗生素治疗流程图

（成志峰）

第九章　糖尿病足的中医药治疗

中医临证中，根据糖尿病足可致溃疡及肢端坏疽的特点，一般把糖尿病足归为"脱疽""脱痈""疮疡"等范畴。《灵枢·痈疽》曰："发于足趾，名脱痈，其状赤黑，死不治；不赤黑，不死。不衰，急斩之，不则死矣。"认识到本病严重后果，并提出手术治疗原则。至晋代皇甫谧《针灸甲乙经》和南北朝时期我国最早的外科学专著《刘涓子鬼遗方》则改称为"脱疽"，并沿用至今。唐·孙思邈在《备急千金要方·消渴淋闭方·消渴第一》中言："消渴之人必于大骨节间发痈疽而卒，所以戒之在大痈也，当预备痈药以防之"，体现了防治结合的思想。

一、病因病机

主因消渴日久，耗伤气阴，五脏气血阴阳俱损，肌肤失养，血脉瘀滞，日久化热，灼伤肌肤和（或）感受外邪致气滞、血瘀、痰阻、热毒积聚以致肉腐骨枯。毒邪内攻脏腑，则高热神昏，病势险恶；若迁延日久，气血耗伤，则伤口难于愈合。《灵枢·痈疽》曰："营卫稽留于经脉之中，则血泣而不行，不行则卫气从之而不通，壅遏而不得行，故热。热胜则肉腐，肉腐则为脓"；唐·孙思邈在《备急千金要方·痈肿毒方·痈疽第二》中又言："寒冷搏之而脉凝结不行，热气壅结成痈疽。"

二、治疗原则

《黄帝内经》提出"盖有诸内者，必形诸外"，汪机《外科理例》又言："治外必本诸内"，提示糖尿病足需内治与外治相结合的基本指导思想。为此作者提出"化腐生肌法"具体治疗总则。"化腐生肌"指的是通过内治与外治相结合调畅气血、解毒扶正、加速腐肉脱落、促进缺损组织生新修复的一个动态过程。溃疡早期以化腐为主，后期以生肌为主。化腐是溃疡愈合的前提，化腐宜早不宜迟，腐早去肌早生。腐毒渐消，正气来复，气血渐通，肌平皮长。溃疡愈合是一个腐祛肌生、肌平皮长渐进过程，化腐中寓有生肌，生肌中辅以化腐，两者相辅相成，不可截然分开。化腐生肌贯穿溃疡愈合全程，是指导再生医学的哲学思想。

1. "化腐生肌法"内治法总则：消、托、补

（1）消法使之消散，运用清热解毒、和营行瘀、行气、解表、温通、通里、理湿等法则，其中清热解毒为最常用的治法。

（2）托法以托毒外出，托法又分透托法和补托法。

（3）补法恢复正气，使疮口早日愈合，通常有益气、养血、滋阴、助阳等法则。

2. "化腐生肌法"内治法常见辨证分型

（1）湿热毒蕴、痰瘀阻络证　症状：足局部漫肿、灼热、皮色潮红或紫红，触之患足皮温高或有皮下积液、有波动感，切开可溢出大量污秽臭味脓液，周边呈实性漫肿，病变迅速，严重时可累及全足，甚至小腿，舌质红绛，苔黄腻，脉滑数，跌阳脉可触及或减弱。治法：清热利湿，解毒化瘀。方药：四妙勇安汤（《验方新编》）加减。金银花、玄参、当归、茵陈、栀子、半边莲、连翘、桔梗。加减：热甚加蒲公英、虎杖；肢痛加白芍、木瓜。

（2）热毒伤阴、络脉瘀阻证　症状：足局部红、肿、热、痛，或伴溃烂，神疲乏力，烦躁易怒，口渴喜冷饮，舌质暗红或红绛，苔薄黄或灰黑，脉弦数或洪数，跌阳脉可触及或减弱。治法：清热解毒，养阴活血。方药：顾步汤（《外科真诠》）加减。黄芪、石斛、当归、牛膝、紫花地丁、太子参、金银花、蒲公英、菊花。加减：口干、便秘加玄参、生地黄。

（3）气血两虚、瘀阻脉络证　症状：足创面腐肉已清，肉芽生长缓慢，久不收口，周围组织红肿已消或见疮口脓汁清稀较多，经久不愈，下肢麻木、疼痛，状如针刺，夜间尤甚，痛有定处，足部皮肤感觉迟钝或消失，皮色暗红或见紫斑，舌质淡红或紫暗或有瘀斑，苔薄白，脉细涩，跌阳脉弱或消失。治法：补气养血，化瘀通络。方药：生脉散（《内外伤辨惑论》）合血府逐瘀汤（《医林改错》）加减。党参、麦冬、当归、川牛膝、桃仁、红花、川芎、赤芍、枳壳、地龙、熟地黄。加减：足部皮肤暗红，发凉，加制附片、川断；疼痛剧烈，加乳香、没药。

（4）肝肾阴虚、瘀阻脉络证　症状：病变见足局部、骨和筋脉，溃口色暗，肉色暗红，久不收口，腰膝酸软，双目干涩，耳鸣耳聋，手足心热或五心

烦热，肌肤甲错，口唇舌暗，或紫暗有瘀斑，舌瘦苔腻，脉沉弦。治法：滋养肝肾，活血通络。方药：六味地黄丸（《小儿药证直诀》）加减。熟地黄、山茱萸、山药、丹皮、茯苓、三七、鹿角霜、地龙、穿山甲、枳壳。加减：口干、胁肋隐痛不适，加白芍、沙参；腰膝酸软，加女贞子、旱莲草。

（5）脾肾阳虚、痰瘀阻络证　症状：足发凉，皮温低，皮肤苍白或紫暗，冷痛，沉而无力，间歇性跛行或剧痛，夜间更甚，严重者趾端干黑，逐渐扩大，腰酸，畏寒肢凉，肌瘦乏力，舌淡，苔白腻，脉沉迟无力或细涩，趺阳脉弱或消失。治法：温补脾肾，化痰通脉。方药：金匮肾气丸（《金匮要略》）加减。制附子、桂枝、地黄、山茱萸、山药、黄精、枸杞子、三七粉（冲）、水蛭粉（冲）、海藻。加减：肢端不温，冷痛明显，重用制附子，加干姜、木瓜；气虚明显，加用黄芪。

3.“化腐生肌法”常用外治法

（1）箍围消肿法：阳证者可选用金黄散、玉露散、金黄膏、玉露膏、太乙膏、千捶膏，可加掺红灵丹、阳毒内消散，或用清热解毒、消肿止痛的新鲜草药捣烂外敷；阴证可选用回阳玉龙散、回阳玉龙膏、阳和解凝膏，加掺黑退消、桂麝散、丁桂散；半阴半阳证选用冲和散、冲和膏。选用“清筋疽散”箍围治疗创周，具有活血化瘀、消肿止痛等作用，对于无法接受血管腔内治疗或者血管腔内治疗失败及其他合并LEAD需行保守治疗的糖尿病足溃疡患者具有一定意义。

（2）清创引流法：以探针为引导，沿探针方向切开窦道，以刮匙搔刮窦道内肉芽组织及窦道壁纤维结缔组织，清除死骨或线结异物，并使创腔底小口大，呈漏斗状，外用祛腐生肌药物。

（3）祛腐生肌法：阳证用八二丹、九一丹提脓去腐，阴证用七三丹、五五丹提脓去腐；若疮口太小或成瘘时，宜用白降丹、千金药线腐蚀；疮口胬肉高突时用平胬丹；脓腐干净用生肌散、八宝丹，并根据具体情况配合使用垫棉法或扩创法，加速疮口愈合。

（4）药捻引流法：适用于管腔较直的窦道。用药捻外蘸蚀管提脓祛腐、生肌收口的掺药后，插入疮口中，外以膏药或油膏盖贴固定。

（5）垫棉加压法：适用于疮面腐肉已尽，新肉生长，周围组织有窦腔者。可用棉垫垫压空腔处，再予加压绷缚，使患处压紧，每日换药1次，促进腔壁粘连、闭合。

（6）拔火罐疗法：在疮口处拔火罐，通过负压，吸出炎性渗出物，起到清洁窦道作用。拔火罐的热力作用既可促进局部血液循环，加速新陈代谢，改变局部组织的营养状态，还可增加血管壁的通透性，增强白细胞的吞噬功能。

（7）浸泡熏洗法：利用中药煎汤浸泡熏洗患处；阴寒凝涩、气血瘀滞者予温阳活血通络法；热毒壅盛、筋腐肉烂者予清热解毒祛腐法。

（8）超声高纯黄马酊刀清创术：采用低频、高能超声波加载"黄马酊"喷射流，利用超声波在"黄马酊"冲洗射流中产生的"空化"效应，及其在"黄马酊"液体介质中传播时的力学参数变化，如质点位移、振动加速度以及声压的改变等作用，实现杀灭伤口和创面表面的细菌、真菌、病毒及清除坏死组织的功能，同时具有清热解毒、燥湿泻火、活血化瘀、消肿止痛等功效。

（9）负压封闭条件下中药化腐生肌术：在创面负压封闭状态下进行"中药外用液"冲洗引流，发挥中药清热解毒、活血化瘀、消肿止痛等功效，加速创面愈合。

（10）"生肌散"联合 APG 创面修复术：利用"生肌散"内服联合 APG 进行创面修复。自体富血小板凝胶（autologous platelet-rich gel，APG）是糖尿病足治疗领域西医前沿技术之一。APG 治疗可能需多次取自体血，患者病情迁延多合并贫血、营养不良等慢性疾病，"生肌散"内服可帮助调补气血，解毒扶正，协助 APG 创面修复。

三、注意事项

1. 外用药物出现局部皮肤红肿、丘疹等表现时，应及时停用。

2. 油膏用于溃烂腐肉已脱、新肉生长之时，宜薄摊。

3. 伤口阳证、阴证、半阴半阳证可相互转化，临床用药需及时随证调整。

4. 痈肿腐烂严重、引流不畅阶段应优先使用浸泡熏洗、药捻引流、清创引流等方法，油膏及散剂使用不当可致引流不畅而加重病情。

5. 祛腐生肌期间需根据渗出量、异味程度及时调整换药间隔时间及敷料厚薄。

四、治疗流程图

糖尿病足创面化腐生肌法处置流程见图 6-11 所示，疮疡化腐生肌法处置流程见图 6-12 所示，脱疽化腐生肌法处置流程见图 6-13 所示。

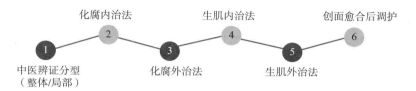

图 6-11　糖尿病足创面化腐生肌法处置流程图

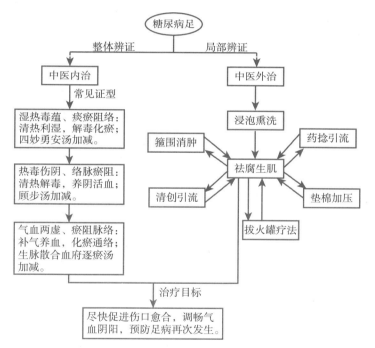

图 6-12　糖尿病足疮疡化腐生肌法处置流程图（血供尚可）

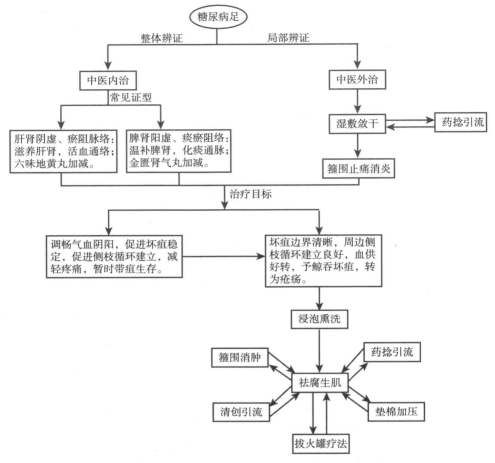

图 6-13　糖尿病足脱疽化腐生肌法处置流程图（重度缺血）

（陈德清）

第十章　全身系统治疗

糖尿病足是糖尿病慢性并发症在足部的集中表现。据调查，糖尿病足患者中，约 2/3 以上合并神经病变，1/2 有高血压、视网膜病变、肾病，1/4～1/3 合并心血管、脑血管、下肢血管病变或血脂异常。因此，糖尿病足的治疗不是简单的一种疾病的治疗，而是涉及多方面因素的综合治疗。

要想使糖尿病足得到良好的愈合，就必须从整体上对糖尿病造成的机体各方面病理状态进行有效的治疗和调节。伤口治疗与全身系统治疗密不可分，而且互为因果、相互影响，在对糖尿病足溃疡的治疗过程中，只有从整体上把握，才能取得满意的效果。

一、治疗前评估

治疗前评估包括创面治疗前整体评估及创面评估，本章主要涉及整体评估。整体评估包括内科疾病评估、血糖控制水平、下肢血管条件、全身营养状况、电解质酸碱平衡、心理状况等，任何因素的控制不佳都会直接影响到伤口愈合。

二、控制血糖

把血糖控制在理想的范围是预防糖尿病足发生的重要环节，也是促进糖尿病足愈合的重要因素。所以良好的血糖控制应该贯穿糖尿病足患者整个治疗过程。血糖的控制不能仅靠单一的药物治疗，而是需要饮食、运动、药物、监测、心理调适等综合疗法。溃疡面大、感染严重者最好用胰岛素控制血糖。

三、控制血压

1. 生活方式干预

（1）低盐：食盐每天控制 6 g 以内，合并高血压、糖尿病肾病时需要更严格。

（2）低脂饮食：减少含脂肪高的肉类饮食摄入，增加含蛋白质较高而脂肪较少的禽类及鱼类。

（3）限酒：不推荐糖尿病患者饮酒，一般女性每天饮酒不超过 15 g，男性不超过 25 g（15 g 酒精相当于 450 ml 啤酒，150 ml 葡萄糖酒或 50 ml 白酒）。每周不超过 2 次。

（4）减轻体重、戒烟、保持心理平衡等。

2. 药物治疗

药物尽量选择长效降压药物，同时要注意肾功能情况。降压药物的种类有利尿药、β 受体阻滞剂、钙拮抗剂（CCB）、血管紧张素转换酶抑制剂

（ACEI）、血管紧张素Ⅱ受体拮抗剂（ARB）和 α 受体阻滞剂。

四、调节血脂

1. 生活方式干预

（1）饮食治疗：在满足人体生理需要，维持合理体重的基础上，减少饱和脂肪酸和胆固醇的摄入。适度的高纤维素饮食可增加肠道中总胆固醇的排泄。

（2）戒烟、限酒、运动、减轻体重、保持精神愉快等。

2. 药物

常用的调节血脂药物主要有贝特类、他汀类、烟酸及其衍生物和胆酸螯合剂等四类，不同药物的调脂作用各有特点，需要根据患者的风险状况及血脂异常的特点进行选择。

五、危险因素控制及治疗目标

血糖控制一般 HbA1c<7.0%，如果低血糖严重，可以考虑放宽标准。低密度脂蛋白胆固醇（LDL）<1.8 mmol/L，血压一般需要控制在 130/80 mmHg 以下，如果高龄老人或合并较多疾病状况可根据情况调整。其他包括治疗动脉粥样硬化性心血管疾病、肥胖、肾功能减退等。需要考虑使用他汀类药物、抗血小板药物、ACEI 类药物等，对降低血管事件可能有益。另外，生活方式干预也很重要，包括低盐低脂饮食、合理运动、戒烟限酒、心理支持等。

六、感染控制

所有感染创面都需要使用抗生素治疗，但是抗生素治疗无益于非感染性溃疡，而且需要建立在合适的伤口治疗基础上，需要选择合适的抗生素。在致糖尿病足感染的病原菌中，以金黄色葡萄球菌最常见，其次是链球菌、肠球菌、肠杆菌、表皮葡萄球菌和厌氧菌。随着抗生素的广泛应用，一些耐药菌株如耐甲氧西林金黄色葡萄球菌、多重耐药 / 泛耐药铜绿假单胞菌越来越多。因此在治疗糖尿病足感染中使用抗生素的基本原则为：治疗开始阶段，在未知病原菌的情况下可使用广谱抗生素。在病原菌明确之后，应改用敏感抗生素治疗。治疗时间可根据临床征象、血沉及外周血白细胞、放射学及微生物的检查结果来决定，对于未累及骨的感染，治疗时间约需 2 周，有骨髓炎者则需几个月。详见第六篇第八章。

七、营养支持

营养物质缺乏容易导致足部溃疡的发生和加重，伤口愈合时间延长，伤口创面愈合不牢固，增加感染和外科术后并发症的危险。糖尿病足溃疡患者的营养支持治疗总体上等同糖尿病患者的营养支持治疗。但是由于糖尿病足溃疡的伤口多半是慢性伤口，不但影响患者正常摄入营养物质，而且可导致蛋白质等营养物质的消耗。所以，糖尿病足溃疡的营养支持主要是针对蛋白质 - 能量不足的营养补充或治疗。饮食中可适当增加蛋白质含量，每天蛋白质的需要量可适当增加到 1.0 ~ 1.2 g/kg。低蛋白血症、营养不良的患者，应加强支持治疗，必要时可输注血浆、白蛋白或复方氨基酸液。同时需保证充足的热量，蛋白质才能发挥重要的作用，如果蛋白质缺乏或热量不足将导致蛋白质 - 热量营养失调，最终造成伤口愈合不良。糖类和脂肪为伤口愈合所需的细胞繁殖和再生提供能量。摄入的脂肪中应包括必需脂肪酸，特别是 ω-3 脂肪酸。

八、限制活动

急性期或病情较重者需要卧床休息，后期可以活动的患者需要穿戴相应合适的定制鞋或矫正器。

九、疼痛管理

糖尿病足患者感觉丧失情况下多数疼痛觉减退，但是在急性缺血性病变、痛性神经病变患者或局部创面处理时可有疼痛表现。可以通过改善血运循环治疗、选择合适伤口敷料或改善创面技术来减轻疼痛。止痛药物不作为常规使用，确需使用，可采用局部麻醉镇痛药物，局部用药具有全身不良反应小、与其他药物相互作用少等优点，如美国食品监督管理局（FDA）批准上市的利多卡因贴皮剂、辣椒素软膏、消心痛喷剂、硝酸甘油贴膜剂等，另外针刺、神经电刺激等方法对缓解疼痛均有一定的疗效。严重者可全身镇痛药物。糖尿病神经病变疼痛可考虑使用三环类抗抑郁药物，如阿米替林（amitriptyline）和丙米嗪（berkomine）、度洛西汀。抗惊厥药物如卡马西平、普瑞巴林。新一代的抗癫药物加巴喷丁（gabapentin）是目前治疗糖尿病周围神经病变所致的疼痛的一线药物。严重者考虑使用阿片类镇痛药，如硫酸吗啡、曲马多等，最常见的不良反应是镇静、便秘、恶心和呕吐及成瘾。

十、改善循环功能

用扩张血管、活血化瘀等药物改善微循环功能，如前列腺素 E1（PGE1）、低分子右旋糖酐、山莨菪碱制剂等，西洛他唑除扩张血管外，同时具有抗血小板、抗血栓作用，另外阿司匹林、氯吡格雷抗血小板聚集药物无禁忌证情况也需要使用，必要时可试用腹蛇抗栓酶或低分子肝素钙注射液等。详见第六篇第一章。

十一、改善神经功能

可用 B 族维生素如甲钴胺、醛糖还原酶抑制剂、硫辛酸、神经生长因子等。详见第六篇第二章。

十二、健康教育

对于高危足或糖尿病足患者进行定期随访教育。指导患者及照料者足部护理原则及方法，防治糖尿病足发生、发展。

十三、多学科合作在糖尿病足诊治中的重要性

证据表明多学科团队对与糖尿病足的预后有明显改善。在临床中多学科合作是其获得最佳治疗效果的前提，各个学科需要把握合适介入时机和方式，这是临床中最难处理好的问题，需要在临床中具体权衡、妥善把握。内科首先要维护生命体征和重要脏器功能，及时纠正酮症酸中毒等紧急情况，尽快控制高血糖和改善全身情况。外科首先要积极清创，控制威胁生命及肢体保全的感染，然后要考虑血管的再通，待上述情况好转后再考虑创面的修复。因此内、外科应该是同期介入，内科治疗贯穿疾病治疗的始终，而不同外科学科的处理方式应选择性交叉进行，具体应根据患者病情决定。

（欧阳晓俊）

第十一章　糖尿病足治疗过程中的多学科合作

一、多学科合作团队合作的必要性

糖尿病足发病机制中包括糖尿病神经病变和（或）糖尿病周围血管病变及感染和组织损害，其危险因素涉及视力损害、肾功能障碍、高血压、心脑血管疾病、吸烟、步态异常、关节活动障碍以及糖尿病的知识水平、自我护理等众多因素。干预这些因素就需医院中多学科团队协调、合作完成。例如，伴有骨髓炎的患者常常需要影像科医生、病理科医生以及微生物技术人员等来帮助临床医生诊断，骨科医生、感染科医生等协作治疗，患者的结局往往能得到很好的改善。有研究证实，多学科团队合作不仅能改善糖尿病足患者的预后，还能降低截肢率、费用 / 效果比。中华医学会糖尿病学分会糖尿病足与周围血管病变学组建议在教学医院和任何提供糖尿病足保肢服务的医疗单位，糖尿病足的多学科合作应是一种标准的治疗措施。

二、多学科合作的团队建设与任务分工

多学科合作的团队建设应包括涉及糖尿病足干预的全部因素，至少应包括内分泌科、营养科、骨科、整形科、影像科、血管外科、介入科、感染科、康复科、病理科以及微生物室等医技人员，有条件的医院还应该包括中医科（或者其他传统医学科）、心血管科、血液科、神经科、眼科、皮肤科等医技人员。任何一个糖尿病足患者进入医院的糖尿病足中心后，内分泌科医生或者其专长足病的医生需要立即对患者糖尿病足的病程、分类、溃疡的严重程度、血糖水平、心血管危险因素、糖尿病周围神经、周围血管等并发症以及患者的社会经济等情况作出迅速而准确的评估，然后根据评估情况组织相关科室的医技人员进行联合查房、病情讨论，并由此作出最有利于患者的诊疗方案。患者可能需要在内分泌迅速调整好内环境后转入血管介入科行基于创面修复的循环恢复治疗，然后转入骨科行清创或者手术截肢治疗，再转入内分泌科整体恢复治疗，其后由康复科进行支具或者其他康复治疗以及足病护士的教育、护理和随访等以防止患者溃疡的复发。通过多学科合作，患者能

在一家医院接受一整套规范化的、科学的诊疗康复服务，患者因此也能获得最大的收益。

内分泌医生或者其科室足病专长的足病医生对患者进行全身和创面局部的评估，以及社会经济状况、预期寿命评估，获得患者全方位详细信息。全面评估包括年龄、性别、血压、糖尿病病程、血糖及糖化血红蛋白水平、肝肾功能、心肺功能、血常规及感染状况、神经系统情况、营养状况、体型与步态等；局部评估包括病因、下肢周围血管病变、周围神经病变、创面感染、足畸形、溃疡的性质及分类分级等。患者社会经济状况、治疗预期、预期寿命、对疾病的态度、糖尿病知识水平等对疾病诊疗也十分重要，需要作出详细的评估。除此之外，内环境紊乱的纠正、营养支持、感染的控制、创面初步处理、重要脏器功能维护、手术后的体能恢复、糖尿病治疗方案的确定及后续的随访诊疗都是其主要职责。

骨科医生在整个多学科合作团队中主要起清创和手术的作用，根据内分泌医生或足病医生作出的评估再从外科医生的角度进行评估，决定是否手术及手术方式等，术后早期伤口的处理及病情观察也是骨科医生重要职责。

康复科医技人员在整个糖尿病足诊疗过程中具有非常重要的作用。众多的糖尿病足与足底压力异常、足畸形、步态异常等相关，保守方法解决这些问题就需要康复科医技人员的参与，他们根据患者的足部情况可以定制个性化的鞋具或者减压垫等，帮助患者减压，以促进溃疡的恢复和预防溃疡的复发。手术后的康复治疗也是康复科医技人员重要的职责，可以帮助患者进行假肢制备、恢复肌力、改善循环等。

血管外科和介入科医生在糖尿病足诊治团队中主要是评估和恢复下肢及伤口周围的血液供应。在我国糖尿病足溃疡的病因中有超过70%的溃疡与周围血管病变有关，有效的血供恢复是保证溃疡治愈的前提条件之一。血管外科医生可以通过评估患者溃疡周围的血供，确定是否需要行诸如经皮血管成形术等手段来恢复伤口周围的血供，以及通过药物的手段恢复或者维持血供。

足踝外科医师或者整形科医师也从事保肢的外科处理，包括足的矫形手术、清创手术、植皮手术和一些预防性足外科手术等。

感染病专家的作用在糖尿病足感染的治疗中也非常重要，特别是在抗生素耐药的感染急症和糖尿病患者的多种细菌感染的诊疗中。如何选择合适的抗生素、如何鉴别特殊类型的感染，以及在骨髓炎及软组织感染的手术和非手术处治中，尤其是对合并免疫性疾病或正应用免疫抑制药的患者，抗生素的种类和剂量选择，感染科专家的意见至关重要。

心血管病专家对于控制心血管危险因素，预防和纠正心脑血管功能异常具有非常重要的作用。糖尿病足患者，尤其是有严重下肢血管病变患者一般合并有心脑血管病变，血管源性猝死的预防、心功能的调整等均需要心血管专家的参与。

肾病专家在糖尿病足诊治过程中主要是评估和维护肾脏的功能。糖尿病足合并糖尿病肾病在临床中并不罕见，患者能否耐受造影剂检查、能否耐受手术、其血管钙化是否与肾功能不全有关等均需要肾脏病医生的指导意见。接受透析甚至移植治疗的糖尿病足患者病情复杂，需要调整药物剂量（尤其是抗生素）和免疫抑制药的治疗，这些也需要肾病专家的参与指导。

影像科医生对糖尿病足的诊断具有非常重要的作用。患者是否有骨骼、肌肉、关节等部位的病变，是否有夏科神经骨关节病及其他足畸形，是否矫形成功等均需要影像科医生来帮助决断。超声诊断科的医生对血管是否狭窄、血流速度、肌骨感染等也具有非常重要的辅助诊断作用。

在糖尿病溃疡伤口微生物鉴定中，微生物室医技人员对微生物的培养、鉴定以及药敏鉴定具有重要作用，以便指导医生合理使用抗生素。

营养师对糖尿病足溃疡的恢复也具有重要价值，及时、合理的营养评估和指导，能帮助患者恢复营养状况，提高免疫力，促进伤口的修复。营养师还可以根据患者心肺功能、肾功能等制定个体化的营养处方。

护师和糖尿病教育工作者在糖尿病足的护理、心理指导、教育、随访中起重要作用。经过培训的糖尿病足护师可以帮助医生筛查糖尿病足的危险因素，整理糖尿病足的档案资料，协助医生处理伤口，教育患者以及做好随访工作。他们既能独立工作，又能当好医生的助手、患者的朋友，有助于糖尿病足的诊疗和预防复发。社区的护理人员还可以帮助患者做好家庭保健计划，预防足病复发。

其他诸如心理医生、中医专家或者其他传统医学专家、高压氧科医技人员等在糖尿病足诊疗过程中也具有一定的作用。心理医生能帮助患者缓解焦虑、恐惧等心理障碍；中医药专家能发挥传统医药的作用，帮助控制感染、促进伤口愈合。高压氧治疗对静脉曲张性溃疡、缺血性溃疡等也具有重要作用，高压氧科医技人员对患者是否能进行高压氧治疗，以及如何进行高压氧治疗有重要指导作用。皮肤科医技人员在皮肤溃疡活检与病理检查等相关鉴别诊断中具有重要作用，对皮肤真菌感染及溃疡的诊治也有重要意义。

在多学科合作中，所有这些专家和他们的服务都可以整合在多学科合作的保肢治疗中。有时，这些专业的作用在某一阶段显得比较重要，有时又可重叠。通过合作，患者可以接受综合的、高质量的全面服务，能有效促进伤口愈合和肢体保全。

糖尿病足多学科合作及各学科主要任务见图 6-14 所示。

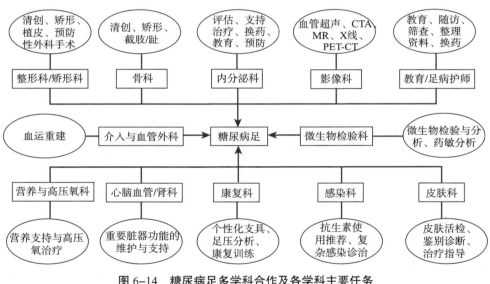

图 6-14　糖尿病足多学科合作及各学科主要任务

（杨兵全）

第十二章　糖尿病足的分级诊疗与双向转诊

近年随着我国糖尿病发病率迅速上升，糖尿病足逐年增加，已成为糖尿病最严重并发症之一，也是导致住院时间增加及患者致残、致死的重要原因。糖尿病足患者常为高龄、病程长、感染重、血管神经病变较重者，且心脑肺肾等合并症较多，病情复杂，治疗往往涉及多个学科，需专业化糖尿病足团队进行综合评估及诊治。目前糖尿病足多学科诊治中心主要集中在全国各中心城市，在积极收治严重糖尿病足患者同时也面临恢复期患者住院时间过长、床位周转困难的问题，而许多基层医师及部分地方三级医院非专科医务人员对糖尿病足的认识尚存在明显不足，诊疗技术和理念比较落后，对于病情危重者，容易延误病情，导致截肢风险增加，但在经过规范化培训基础上完全可以胜任轻中症或恢复期糖尿病足的诊治、随访工作；因此根据患者病情建立科学、规范的双向分级诊治体系对于减少患者住院时间，降低糖尿病足发生率及致残、致死率非常关键。

糖尿病足分级诊疗及双向转诊路径见图 6-15：

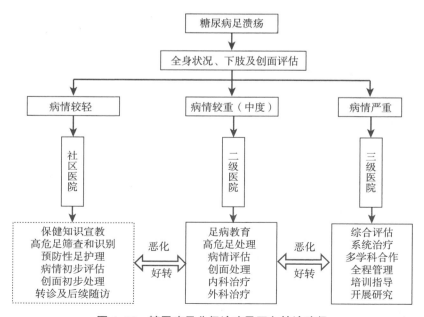

图 6-15　糖尿病足分级诊疗及双向转诊路径

（1）患者病情评估：包括全身评估、下肢评估及创面评估（具体评估内容见相应章节）。

（2）根据患者病情严重程度分为轻度、中度、重度（表6-12）。

表6-12　糖尿病足患者病情分类

轻度	中度	重度
无贫血、低蛋白血症，糖脂代谢控制较稳定，下肢血供较好，无保护性感觉缺失，创面较轻，无或轻度感染，心脑肾等合并症较少	存在不同程度的贫血、低蛋白血症，糖脂代谢状况不稳定，下肢血供轻中度异常，轻中度保护性感觉异常，创面较深，轻或中度感染，存在心脑肾等合并症	存在中重度贫血、低蛋白血症，糖脂代谢控制较差，存在水电解质酸碱平衡紊乱，下肢血供中重度异常，保护性感觉缺失，创面深，中重度感染，心脑肺肾等多脏器功能不全

（3）根据医院级别（诊治水平）分级：一级医院（初级）、二级及部分地方三级医院（中级）、中心三级医院或糖尿病足诊治中心（高级），见表6-13。

表6-13　各级医院的诊疗内容和职责

一级医院（社区医疗中心）	二级医院（中级）	三级医院（高级）
• 戒烟、血糖监测及控制； • 高危足筛查（如胼胝、鸡眼、嵌甲、皮肤皲裂、真菌感染、足畸形）及处理； • 糖尿病足相关知识宣教（日常保健护理、合适鞋袜）； • 糖尿病足溃疡评估及简单处理； • 根据病情及时联系转诊； • 糖尿病足患者后期随访	• 教育，筛查高危足及预防性处理； • 糖尿病视网膜、下肢血管、神经等并发症筛查； • 抗感染、改善血供、营养神经、稳定糖脂代谢异常； • 评估创面，对创面进行清创、减压等处理，必要时行矫形、截肢（趾）、皮肤移植等	• 综合评估：心脑肺肾等脏器功能，糖尿病下肢血管、神经等并发症筛查及足病教育； • 系统性综合治疗：改善水电解质酸碱平衡紊乱，调整糖脂代谢异常，纠正贫血及低蛋白血症，抗感染，改善血供，营养神经，处理复杂创面（严重感染合并缺血、夏科足等）； • 应用新型敷料及新技术（负压、血小板凝胶、组织工程皮、干细胞移植等），制定个体化专用鞋袜及支具； • 联合感染、血管外科、骨科、康复、皮肤及心理等多学科进行抗感染、血运重建、截肢（趾）、皮（瓣）移植、矫形、运动康复、心理疏导等全程管理； • 专业培训指导，开展相关研究

糖尿病足患者随访频率见表6-14所示：

表 6-14　糖尿病足患者随访频率

分类	临床特点	随访频率
0	没有周围神经病变	每年
1	周围神经病变	每 6 月
2	周围神经合并周围动脉病变和（或）存在足部畸形	每 3～6 月
3	周围神经病变合并足溃疡病史或下肢截肢（趾）史	每 1～3 月

（殷　汉）

第十三章　糖尿病足治疗的临床路径

随着糖尿病足防治理念的更新，新兴技术的推广，国内外糖尿病足诊治工作取得了令人瞩目的发展。研究显示，通过预防和规范诊治，在过去的 20 多年欧美糖尿病患者的截肢率降低 50% 以上；我国糖尿病足溃疡调查亦发现，通过早期预防、多学科合作、规范化的临床诊治，足溃疡愈合率增加，大截肢率明显下降（从 10 年前的 5.9% 降至 2.3%），住院时间和费用亦有明显下降；期间多学科合作及全程规范化管理的临床诊疗体系在全国的推广和建立发挥了重要的作用。

1. 糖尿病足定义：糖尿病患者合并神经病变及各种不同程度的周围血管病变而导致下肢感染、溃疡形成和（或）深部组织破坏的疾病。其为一组足部综合征，常需具备如下要素：第一是糖尿病患者；第二存在足部组织营养障碍（溃疡或坏疽）；第三是伴有一定程度的下肢神经或（和）血管病变。

2. 糖尿病足高危人群是糖尿病足溃疡发生及复发的重要危险因素和主要来源，早期筛查和识别对于及早发现病变、及早预防干预具有重要意义。

糖尿病足治疗的临床路径见图 6-16 所示：

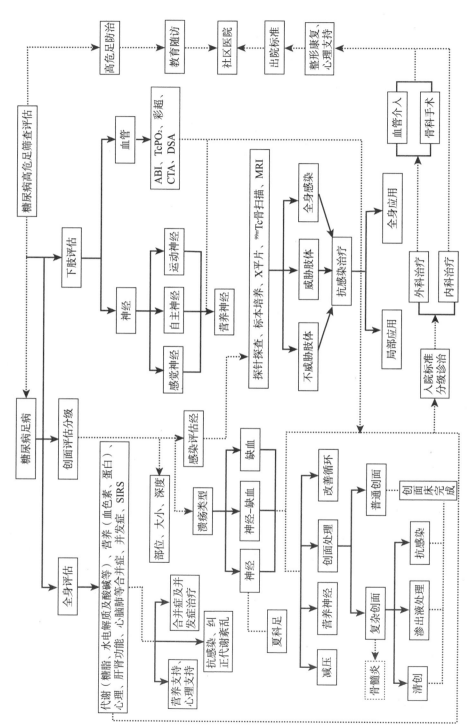

图 6-16　糖尿病足治疗的临床路径

3. 糖尿病足高危人群定义：糖尿病患者具有下列一项及以上高危因素（病史、症状或体征）者（表 6-15，表 6-16）

表 6-15 糖尿病足高危因素

病　　史	症状（或体征）
血糖控制不良（HbA1c>7.5%）	足部畸形
糖尿病病程大于 5 年	足有外伤或者手术史
吸烟史	足部有胼胝
独立生活老人（>60 岁）	既往有糖尿病足史
慢性肾病	足关节活动障碍
有糖尿病视网膜病变或者视力缺陷	糖尿病周围血管（动脉及静脉）病变、神经病变病史、症状或者体征

表 6-16 糖尿病足高危人群筛查评估项目

项　　目	内　　容
足部视诊	趾甲、皮肤营养状况、真菌感染情况及足部结构
足部血管触诊	足背动脉、胫后动脉、腘动脉和股动脉，检查浅表静脉功能
足部微循环	双足血液循环状况，可用经皮氧分压检测
足部保护性感觉	触觉、温度觉、痛觉及震动觉等
植物神经病变情况	立卧位血压、深呼吸心率变化、立卧位心搏间距比值（30/15 比值）、心率变异度等以及皮肤汗腺功能评估
量表评估	密歇根神经功能症状评分、心理状态评估（抑郁、焦虑及行为量表测评）
糖尿病知识评估	糖尿病及足病相关保健防护知识问卷调查

4. 糖尿病足高危人群干预：根据筛查结果针对不同的危险因素进行针对性足病预防，包括：糖尿病及足病防护教育，制作个体化鞋、鞋垫或其他支具，治疗真菌感染及皮肤皲裂，改善足部血液循环，治疗糖尿病神经病变，预防性矫形手术，心理干预。

5. 糖尿病足患者综合评估：主要包括全身、下肢及创面评估（具体详见各相关章节）（表6-17）。

表6-17　全身、下肢及创面评估内容

全身评估	下肢评估	创面评估
• 营养代谢指标（包括血糖、血脂、血气、水电解质、白蛋白、血红蛋白水平等）； • 眼、脑、心、肝、肾、肺及血液等系统合并症或并发症情况； • 全身感染情况； • 患者心理状态	• 主要包括下肢血管（外周动脉、静脉、微循环）； • 周围神经（感觉、运动及自主神经病变）； • 皮肤及肌肉骨骼等	• 部位、大小、深度、创面细菌培养＋药敏； • 感染程度及分级； • 溃疡类型（缺血、神经或混合性）； • 分级（Wagner、Texas等）

根据糖尿病足患者全身、下肢、创面及高危足等综合评估情况，按病情严重程度进入分级诊疗系统（详见第六篇第十二章）。

6. 住院标准：任何严重感染（定义见前面章节）；复杂的中度感染（例如严重的外周动脉疾病或缺乏家庭支持）或复杂创面；任何由于心理或社会因素而不能完成门诊治疗；代谢紊乱，不符合住院条件但门诊治疗失败；足部溃疡不一定严重，但肢体严重缺血（例如出现血管病变相关表现：间歇性跛行、静息痛、坏疽等）需外科处理。治疗的目的是控制感染、改善代谢、血管重建、清创、截肢（趾），保留足的功能和预防复发。

7. 糖尿病足治疗原则：根据患者病情及诊疗过程制定个体化多学科合作（内分泌、感染、骨科、血管介入、皮肤、整形、康复、心理等）的诊治方案，主要包括以下内容（具体详见各相关章节）：

（1）戒烟，合理饮食。

（2）良好地控制血糖、血压、血脂等，纠正低蛋白血症、贫血、酮症、水电解质及酸碱失衡。

（3）抗感染（根据感染严重程度及药敏结果选择合适的药物及疗程）、保护心脑肺肾等重要脏器功能，改善凝血功能。

（4）改善循环、营养神经等治疗，必要时行血管重建手术。

（5）清创、减压、选择适合的敷料和新技术（负压、高压氧、超声刀、血小板凝胶、植皮、干细胞等）应用。

（6）评估关节功能、骨骼肌功能。

（7）予合适的运动康复指导。

（8）评估患者心理状态并进行干预。

（9）出院标准：临床病情已稳定，清创或血管重建手术已经完成；代谢指标平稳；院外能够监护和治疗者（自己或他人帮助）；有一个良好的后续计划：包括适当抗生素治疗、足部减压方案、特定伤口治疗指导和门诊能定期适当随访。

（10）教育及预防：① 定期检查和观察足及鞋袜。② 识别高危患者。③ 教育患者及其亲属和有关医务人员，教会患者或家属足部护理防护保健知识，给予心理支持，及时认识和报告（恶化）感染的症状和体征（发热、局部伤口情况的改变）或高血糖。避免或减少足溃疡发病诱因，以减少溃疡复发的机会；保护足溃疡对侧足；卧床期间保护足跟；一旦溃疡治愈，应该给予该患者终身观察和综合的足部护理。④ 对非溃疡性病变的治疗包括胼胝、嵌甲的处理：用解剖刀、剪定期进行消除；真菌感染：如足癣等亦需及时处理。

（殷　汉）

第七篇　糖尿病足的康复与护理

第一章　糖尿病足康复

一、糖尿病足的心理康复

糖尿病是一组常见的内分泌疾病，是以持续高血糖为基本生化特征的综合征，各种原因造成胰岛素绝对或相对缺乏以及不同程度的胰岛素抵抗，从而引起碳水化合物、蛋白质和脂肪等代谢紊乱。随着病程的延长，可出现广泛的微血管及大血管病变，导致双目失明、肢端坏疽、肾功能衰竭、心血管及脑血管病变，甚至威胁患者生命。其中糖尿病足是一种严重的并发症，这种糖尿病患者因下肢远端神经异常和不同程度的血管病变导致足部感染、溃疡和（或）深层组织破坏，这些症状会对不同性格特点的患者造成不同形式的心理影响，值得临床医生重视，并给予相应心理康复治疗。

1. 糖尿病足患者的常见心理问题

（1）内向投射和外向投射：糖尿病足患者心理状态与病情的波动密切相关，患者的应对和预防措施无法总是与病情变化相对应，患者容易丧失治疗的信心和生活的乐趣。

内向投射，患者自我压抑，压抑不能接受的意念、情感和冲动，并认为疾病给家庭和他人带来了各方面的负担，非常自责，对疾病的治疗和康复失去信心，从而产生消极厌世的意念，伴有抑郁、自卑、退缩的行为。

外向投射，患者由于病痛的折磨，会出现易激怒、任性、好挑剔和人际关系紧张，对躯体方面的微小变化非常敏感，常提出过高的治疗和康复要求，责怪医务人员未精心治疗，责怪家人照顾不周，经常和医务人员或家属发生矛盾。

（2）认知功能损害：由于糖尿病足患者的饮食要求较高，不得不改变原有的饮食习惯，因此常常担心营养摄入不足，并认为不能像常人一样的生活，因而沮丧、压抑。另一方面，由于血糖的波动可使部分患者的情绪不稳定，注意力、记忆力和思维能力下降，合并神经血管等多系统并发症则会导致患者疑病、抑郁、智力下降，严重者可能出现意识障碍或幻觉妄想。

（3）人格变化：糖尿病足患者由于长期受到病痛折磨，较易出现恐惧、多疑、敏感，与他人交往较少，容易形成性格孤僻和不成熟的人格。有些患者因为糖尿病足的病痛，长期依赖于治疗和他人的照顾，安于持续的休养，从而逐渐习惯了"患者角色"，这种心态将成为阻碍康复的巨大障碍。

糖尿病足患者的常见心理问题见图 7-1 所示：

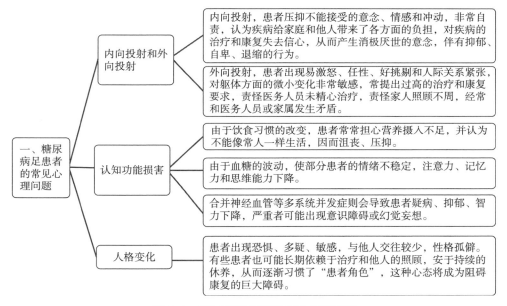

图 7-1　糖尿病足患者常见的心理问题

2. 根据糖尿病足 Meggitt/Wagner 分级，其相应的心理康复治疗

此分级首先由 Meggitt 提出，Wagner 后来加以推广。是目前最为广泛的糖尿病足分级。根据 Meggitt/Wagner 分级，在不同的分级阶段，患者产生的心理反应会不同，就不同的心理反应可针对性的给予不同的心理康复治疗，做到有的放矢。

在 0、1 级阶段，患者较易出现的心理反应是无所谓、满不在乎、不予重视，殊不知这是无知产生的无畏。我们首先要做的是，反复向患者解释控制血糖的重要性，说明"五驾马车"的意义；接着向患者说明糖尿病足是糖尿病发展到一定阶段可能会出现的神经和血管并发症，通过简单的图示解释糖尿病足发生的病理过程，解释疾病发展规律，可能对人体造成的危害，以及糖尿病足的几种转归：好转、感染、溃疡或坏疽。这个阶段我们治疗的目标是：防止或延缓神经病变、周围血管病变的发生。另外，医务人员需要与患者建立治疗联盟，医生需要密切观察病情变化，积极给予治疗，而患者需要做的是规律的复诊，向医生讲述病情变化，积极配合医生的治疗，配合是治疗联盟的关键点。向患者说明良好的治疗联盟才能战胜复杂的糖尿病足。

在 2、3 级阶段，患者初步见识了糖尿病足症状的严重性，心中产生恐惧，这时向患者说明治疗的目标是缓解症状，延缓神经病变以及周围血管病变的进展。解释如何正确面对，既不能满不在乎，任其发展，最终导致截肢（趾），甚至危及生命，也不能谈虎色变，过分紧张。对于胆小、过分紧张的患者，避免过度谈论最终的恶劣后果，以免影响治疗的积极性。以安慰、保证和支持为主。所谓保证，是指医务人员向患者保证经过切实的治疗，症状可以得到控制，并有可能向好的方向转化。保持平静的心态，怀有积极的目标，病情将会被更好地控制。所谓支持，是要让患者感觉到，他不是孤单的一个人在与糖尿病足抗争，而是有很多医务人员都在帮助他，家人也在鼓励他，这些都有利于疾病的康复。在对患者的安慰、保证和支持下，建立更加稳固的医患关系，并进一步提高患者的依从性。

在 4、5 级阶段，病情逐步加重，原有的紧张害怕会进一步升级，有些患者的心理反应是焦虑不安、精神恍惚，对于应做的治疗无法配合，完全沉浸在自己的焦虑中。另一些患者觉得万念俱灰，自暴自弃，觉得自己连累了家人，是家人的累赘，不如一死了之，结果也是不愿配合治疗，疾病的转归越来越糟糕。患者的情绪状况已经严重影响到了治疗，需要请心理专科医生介入，通过心理评估，给予抗抑郁和抗焦虑药物治疗。同时进行放松行为训练，最为常用的方式是生物反馈治疗，通过生物反馈让患者体会焦虑和抑郁情绪在身体上的反映，并学习通过行为调整，改善情绪。认知治疗是必要的，在良好的医患关系前提下，让患者明白当前的糖尿病足症状在整个疾病转归中的位置，确立当下的目标：血运重建，溃疡综合治疗，降低截肢平面和心血管事件发生率。介绍多种外科和内科治疗方法，让患者心中有数，避免不必要的焦虑和抑郁情绪。

根据糖尿病足 Meggitt/Wagner 分级，其相应的心理康复治疗流程见图 7-2～图 7-4 所示。

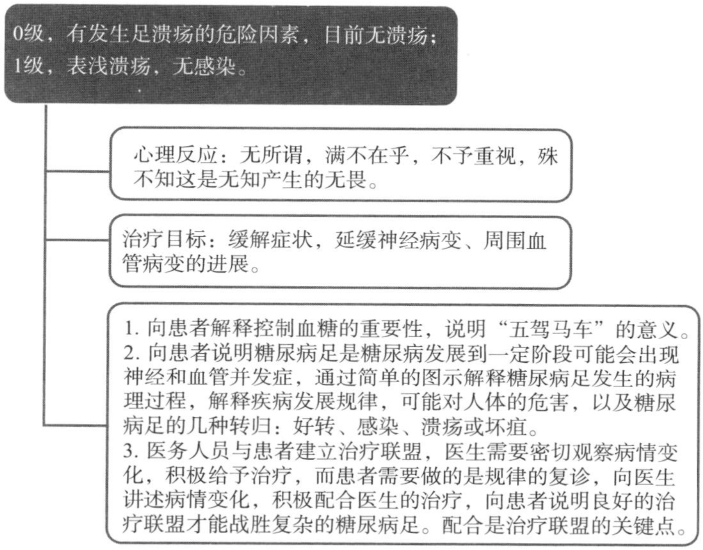

0级，有发生足溃疡的危险因素，目前无溃疡；
1级，表浅溃疡，无感染。

心理反应：无所谓，满不在乎，不予重视，殊不知这是无知产生的无畏。

治疗目标：缓解症状，延缓神经病变、周围血管病变的进展。

1. 向患者解释控制血糖的重要性，说明"五驾马车"的意义。
2. 向患者说明糖尿病足是糖尿病发展到一定阶段可能会出现神经和血管并发症，通过简单的图示解释糖尿病足发生的病理过程，解释疾病发展规律，可能对人体的危害，以及糖尿病足的几种转归：好转、感染、溃疡或坏疽。
3. 医务人员与患者建立治疗联盟，医生需要密切观察病情变化，积极给予治疗，而患者需要做的是规律的复诊，向医生讲述病情变化，积极配合医生的治疗，向患者说明良好的治疗联盟才能战胜复杂的糖尿病足。配合是治疗联盟的关键点。

图 7-2　根据糖尿病足 Meggitt/Wagner 分级，其相应的心理康复治疗流程图（一）

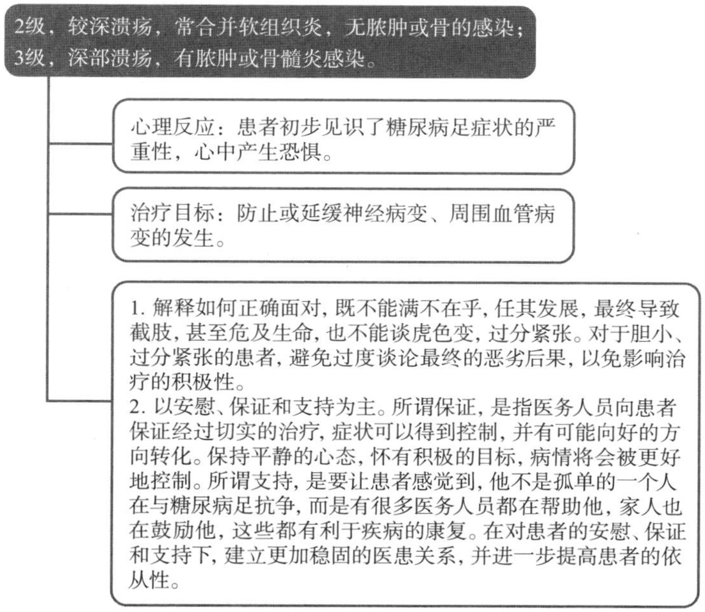

2级，较深溃疡，常合并软组织炎，无脓肿或骨的感染；
3级，深部溃疡，有脓肿或骨髓炎感染。

心理反应：患者初步见识了糖尿病足症状的严重性，心中产生恐惧。

治疗目标：防止或延缓神经病变、周围血管病变的发生。

1. 解释如何正确面对，既不能满不在乎，任其发展，最终导致截肢，甚至危及生命，也不能谈虎色变，过分紧张。对于胆小、过分紧张的患者，避免过度谈论最终的恶劣后果，以免影响治疗的积极性。
2. 以安慰、保证和支持为主。所谓保证，是指医务人员向患者保证经过切实的治疗，症状可以得到控制，并有可能向好的方向转化。保持平静的心态，怀有积极的目标，病情将会被更好地控制。所谓支持，是要让患者感觉到，他不是孤单的一个人在与糖尿病足抗争，而是有很多医务人员都在帮助他，家人也在鼓励他，这些都有利于疾病的康复。在对患者的安慰、保证和支持下，建立更加稳固的医患关系，并进一步提高患者的依从性。

图 7-3　根据糖尿病足 Meggitt/Wagner 分级，其相应的心理康复治疗流程图（二）

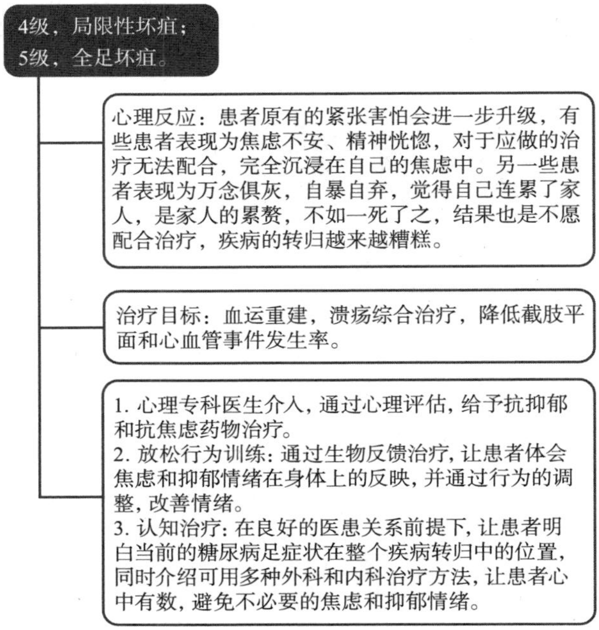

```
┌─────────────────────────┐
│ 4级，局限性坏疽；        │
│ 5级，全足坏疽。          │
└─────────────────────────┘
```

心理反应：患者原有的紧张害怕会进一步升级，有些患者表现为焦虑不安、精神恍惚，对于应做的治疗无法配合，完全沉浸在自己的焦虑中。另一些患者表现为万念俱灰，自暴自弃，觉得自己连累了家人，是家人的累赘，不如一死了之，结果也是不愿配合治疗，疾病的转归越来越糟糕。

治疗目标：血运重建，溃疡综合治疗，降低截肢平面和心血管事件发生率。

1. 心理专科医生介入，通过心理评估，给予抗抑郁和抗焦虑药物治疗。
2. 放松行为训练：通过生物反馈治疗，让患者体会焦虑和抑郁情绪在身体上的反映，并通过行为的调整，改善情绪。
3. 认知治疗：在良好的医患关系前提下，让患者明白当前的糖尿病足症状在整个疾病转归中的位置，同时介绍可用多种外科和内科治疗方法，让患者心中有数，避免不必要的焦虑和抑郁情绪。

图 7-4　根据糖尿病足 Meggitt/Wagner 分级，其相应的心理康复治疗流程图（三）

3. 针对糖尿病足症状进行的心理康复治疗

（1）神经病变表现：患肢皮肤干而无汗，肢端刺痛、灼痛、麻木、感觉减退或缺失，呈袜套样改变，行走时脚踩棉絮感。

相对来说，患者对神经病变引起的麻木和疼痛会更加敏感，患者在刚刚开始出现时，会很紧张，在就诊时会反复述说相关的症状，以期获得医生的支持和保证。对于这样的心理反应，医生不能对患者的反复叙述反感，或因此嫌弃患者，冷漠视之。适当的倾听是非常必要的。医生的倾听，会让患者体会到被医生接纳的感觉。患者对神经病变症状产生恐惧，但不知道如何处理，于是就表现为反复的叙述症状。在了解到患者情绪和行为反应原因后，医生应给予相应的解释，让患者明白症状形成的原因，需要给予的保证和支持，让患者放松下来，更好地接受治疗，提高患者的依从性。

（2）下肢缺血表现：皮肤营养不良，肌肉萎缩，皮肤干燥、弹性差，皮温下降，色素沉着，肢端动脉搏动减弱或消失，患者可合并下肢间歇跛行。随着病变进展，可出现静息痛，趾端出现坏疽，足跟或跖趾关节受压部位出现溃疡，部分患者可发生肢体感染。

患者对初期的皮肤色素沉着和营养不良往往不会特别在意，医生需要提醒患者重视病情变化，介绍病患的转归，树立正确对待的心态。当出现间歇跛行、静息痛和溃疡坏疽时，患者的情绪会转变为焦虑、烦躁、抑郁，甚至敌对。医生应评估其严重程度，严重者可给予相应的抗抑郁、抗焦虑药物治疗。对于轻度焦虑和抑郁患者，主要给予安慰、理解、心理支持治疗。对于敌对情绪明显的患者，临床上需要格外关注，此类患者存在错误的归因，他们会认为自己严重的症状与医生有关，甚至认为是医生造成的。临床医生需要认识到患者的不当言行是由于严重症状的刺激，外加自身原有的性格特点联合作用的结果，本着爱护患者的原则，以心理治疗中同理心的沟通技巧，对患者充分理解，感受患者的痛苦，避免不必要的医患纠纷。在建立良好的医患关系之后，与其讲解症状的成因和转归，从而促进患者建立较为客观的认知和对症状的正确的归因。另外，从心理学角度来看，家庭既可以提供相互支持的力量，也可以滋生破坏的力量。所以，医生需要与患者家属沟通，建立更加广泛和巩固的治疗联盟，进一步提高患者依从性和治疗效果，促进患者的康复。

针对糖尿病足症状进行的心理康复治疗流程见图 7-5 和图 7-6 所示。

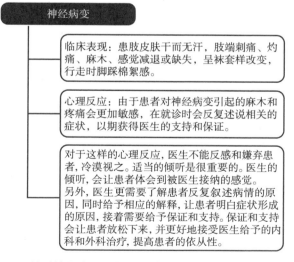

图 7-5　针对糖尿病足症状进行的心理康复治疗流程图（一）

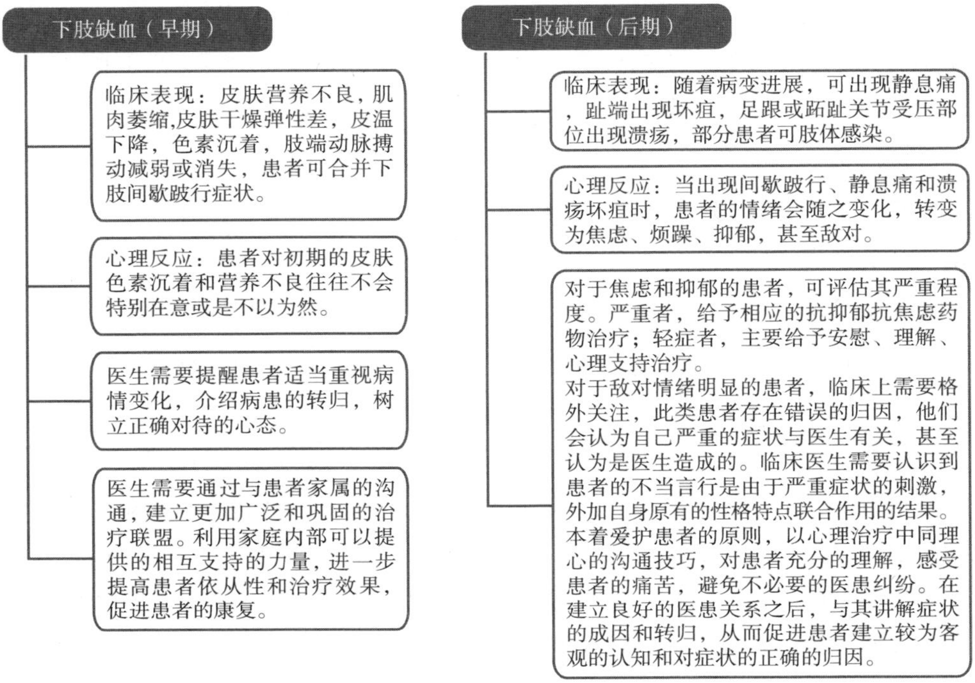

下肢缺血（早期）

> 临床表现：皮肤营养不良，肌肉萎缩，皮肤干燥弹性差，皮温下降，色素沉着，肢端动脉搏动减弱或消失，患者可合并下肢间歇跛行症状。

> 心理反应：患者对初期的皮肤色素沉着和营养不良往往不会特别在意或是不以为然。

> 医生需要提醒患者适当重视病情变化，介绍病患的转归，树立正确对待的心态。

> 医生需要通过与患者家属的沟通，建立更加广泛和巩固的治疗联盟。利用家庭内部可以提供的相互支持的力量，进一步提高患者依从性和治疗效果，促进患者的康复。

下肢缺血（后期）

> 临床表现：随着病变进展，可出现静息痛，趾端出现坏疽，足跟或跖趾关节受压部位出现溃疡，部分患者可肢体感染。

> 心理反应：当出现间歇跛行、静息痛和溃疡坏疽时，患者的情绪会随之变化，转变为焦虑、烦躁、抑郁，甚至敌对。

> 对于焦虑和抑郁的患者，可评估其严重程度。严重者，给予相应的抗抑郁抗焦虑药物治疗；轻症者，主要给予安慰、理解、心理支持治疗。
> 对于敌对情绪明显的患者，临床上需要格外关注，此类患者存在错误的归因，他们会认为自己严重的症状与医生有关，甚至认为是医生造成的。临床医生需要认识到患者的不当言行是由于严重症状的刺激，外加自身原有的性格特点联合作用的结果。本着爱护患者的原则，以心理治疗中同理心的沟通技巧，对患者充分的理解，感受患者的痛苦，避免不必要的医患纠纷。在建立良好的医患关系之后，与其讲解症状的成因和转归，从而促使患者建立较为客观的认知和对症状的正确的归因。

图 7-6　针对糖尿病足症状进行的心理康复治疗流程图（二）

4. 配合糖尿病足内、外科治疗的心理康复治疗

（1）糖尿病足的内科治疗

① 良好的代谢管理：应积极进行血糖控制，首选胰岛素控制血糖。

对于通过胰岛素积极控制血糖，部分患者无法坚持，认为"一旦胰岛素，终生胰岛素"，不愿意接受胰岛素治疗。针对患者的心理误区，需要和患者细致解释胰岛素应用的好处，引导患者充分认识到糖尿病足的神经血管并发症的严重性。在充分的沟通中，让患者说出自己的想法，并一一解释，转变患者的认知，提高患者的依从性。

② 下肢运动康复治疗：对于足部皮肤完整的缺血型或神经缺血型患者，运动锻炼能改善间歇性跛行患者的步行距离及行走时间。

对于有间歇性跛行和疼痛的患者，其运动和行走均比较困难，但是只有通过运动康复，症状才能得到更好的控制。很多患者无法坚持，可以采用作业疗法，让患者记录每天运动的种类和运动量，如行走的步数通过运动软件记录下

来，并及时反馈给医生，医生也要及时给予评价，通过正强化，巩固患者的运动成果，增加运动信心，也提高自信心。

③ 药物治疗：针对药物治疗，主要通过建立并巩固良好的医患关系，协助患者树立关于药物治疗的正确认知，规律服药，定期复诊，保持良好的依从性。

配合糖尿病足内科治疗的心理康复治疗流程见图7-7所示。

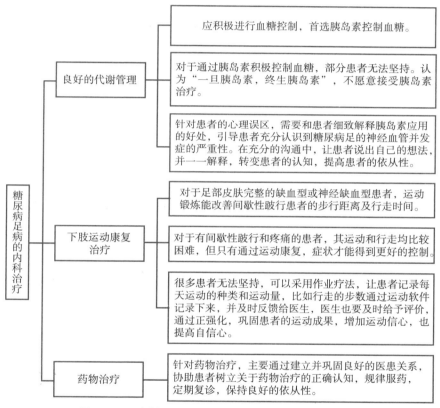

图 7-7 配合糖尿病足内科治疗的心理康复治疗流程图

（2）手术干预治疗

对于缺血严重，药物治疗效果不理想的患者，手术血流重建则是必要的措施。如下肢动脉腔内介入治疗、下肢动脉旁路移植、干细胞移植。

对手术治疗患者常常会产生明显的焦虑，担心麻醉和手术效果，医生需要对患者的术前焦虑给予处理，在良好的医患关系前提下，向患者解释手术过程，说明手术对糖尿病足的作用，教会患者放松。

（徐　治）

二、糖尿病足的运动康复治疗

对于大多数 2 型糖尿病患者来说，运动是一种安全有效的糖尿病管理措施。但是，只有 39% 的糖尿病成年患者进行积极的运动。规律运动可增加胰岛素敏感性，有助于控制血糖，减少心血管危险因素，减轻体重，提升幸福感。而且对糖尿病高危人群一级预防效果显著。流行病学研究结果显示：规律运动 8 周以上可将 2 型糖尿病患者 HbA1c 降低 0.66%；坚持规律运动 12 ~ 14 年的糖尿病患者病死率显著降低。糖尿病足患者，虽然连正常的行走活动都受限，但也不能因此而放弃运动治疗，在科学指导下的运动治疗，依据运动疗法的原则，量力而行，循序渐进，同样能够有效控制糖尿病足患者的代谢紊乱，而且还能改善下肢血液循环，有利于足病创面的愈合。

糖尿病足患者运动时应遵循以下原则：

1. 运动治疗应在专科医师指导下进行。运动前要进行必要的医学评估，特别是心肺功能和运动功能的医学评估（如运动负荷试验等），对于糖尿病足部患者来说往往年龄大、病情重、合并多种心血管疾病，运动前的医学评估尤为重要。对于糖尿病高危足（包括神经病变足、血管病变足、畸形足、既往曾有溃疡史）的患者来说，即使患者未出现足部破溃，也应接受详细的足部检查。患者如果在运动中出现下肢疼痛、间歇性跛行的情况，应立即停止运动，并进行下肢血管检查。

2. 空腹血糖 >16.7 mmol/L、反复低血糖或血糖波动较大、有糖尿病酮症酸中毒等急性代谢并发症、合并急性感染、增殖性视网膜病、严重肾病、严重心脑血管疾病（不稳定性心绞痛、严重心律失常、一过性脑缺血发作）等情况下禁忌运动，病情控制稳定后方可逐步恢复运动。

3. 指南建议，成年糖尿病患者每周应至少 150 min（如每周运动 5 天，每次 30 min）中等强度（50% ~ 70% 最大心率，运动时有点用力，心跳和呼吸加快但不急促）的有氧运动。中等强度的运动包括：快走、打太极拳、骑车、乒乓球、羽毛球和高尔夫球。较强体育运动为舞蹈、有氧健身操、慢跑、游泳、骑车上坡。步行是最为简便易行、有效的锻炼方法。步行运动量大小是由步行的速度和时间决定的。由于存在血管供血与血液回流问题、下肢神经损伤后运动支配和感知能力下降、受损的足耐磨性差，所有高危足患者的运动均只能从事轻体力活动，主要是步行，步速一般由缓慢到正常散步程度。即使轻体力活动，也是每走 5 ~ 10 min 就应该休息 2 ~ 3 min，严重血管病变的，开始可能只能走几十步就要休息，休息后再走。但如果足部有开放性病变、坏疽、急性溃疡合并感染等情况下，患者应减少走动或不走动，进行减压运动或上肢运动为主。建议患者做抬腿屈伸动作，两条腿交叉做，也就是类似"蹬自行车"的动作。此动作可以通过规律性运动的肌肉压迫作用，改善足部血供与有利血液回流，但由于动作带动肌肉数量很多，患者易疲劳，需要量力而行。如无禁忌证，每周最好进行 2 次抗阻运动，如弹力带、全身肌力训练，锻炼肌肉力量和耐力。训练时阻力为轻或中度。联合进行抗阻运动和有氧运动可获得更大限度的代谢改善。也可以适当安排红外线治疗、超短波治疗，促进患侧肢体康复。

4. 神经病变是发生足溃疡的主要原因。因此足部有神经病变的患者在运动时要特别注意对足的保护与护理。足部神经病变的患者有足畸形或足肿胀时尤其要注意，绝不能赤足或穿凉鞋运动。在运动时首先要选择合适的鞋，运动前要检查鞋内有无破损或异物，不能穿有破损的鞋或经过修理的鞋，以免因为痛觉减退而导致足部破溃。在运动时应选择透气性好、颜色浅的袜子，运动结束后应仔细检查足部有无红肿或受压的痕迹，如有异常，应及时到医院就诊。有条件的情况下建议在运动前进行足底压力测定，配制使用特殊的减压鞋或鞋垫以保证溃疡处不受到压迫的情况下进行适当运动。同时对胼胝及时处理，预防足部溃疡的发生。

5. 运动训练的时间选择在餐后约 1 h，运动中适当补充糖水或甜饮料，运动前后要加强血糖监测，运动量大或激烈运动时应建议患者临时调整饮食及药物治疗方案，以免发生低血糖。胰岛素的注射部位应避开运动肌群，以免加快该部位的胰岛素吸收，诱发低血糖。注射部位一般选择腹部为好。

6. 糖尿病足术后患者，由于手术去除部分组织，特别是骨组织，其受力结构就会产生改变。在术后开始运动前，必须做好保护工作，以避免进一步损伤或二次伤害，如跌倒骨折等。保护设施主要是护具与拐杖，不建议用助步器，因为患者多虚弱，上肢力量不足以支撑全身重量容易摔倒。在单独使用护具与拐杖前，建议在康复医师的训练下进行练习，保护平衡避免摔倒，逐步恢复独立行走。

糖尿病足患者评估运动治疗的效果，包括餐前餐后血糖、糖化血红蛋白，还可以针对局部血供改善和创面 Wagner 分级进行持续评估，并且应该贯穿在整个糖尿病足部治疗过程中。

三、假肢与矫形器

假肢是为截肢者弥补肢体缺损和代偿其失去的肢体功能而制造、装配的人工肢体。为糖尿病足患者截肢后装配的假肢，除了满足生物力学的要求以外，最重要的是要考虑到糖尿病足截肢后残肢的特殊性，做好对残肢的保护。糖尿病足引起的截肢后可以安装以下假肢：

1. 填充鞋垫，制作材料多用软泡沫板、皮革等，多用于足趾部截肢和跖部截肢。

2. 足套式假肢，也称为靴形假半脚，用皮革或丙烯酸树脂制作残足接受腔，前足部位用泡沫材料制成足的外形。跖趾关节部位应可以弹性背屈以利步行中假肢向前滚动。

3. AFO 式足部假肢：用聚丙烯（PP）材料制成踝足矫形器（AFO）作为接受腔，残肢足底位置贴上软泡沫板，前足缺失部分用软性材料做出足形，特点是轻便，步行中后蹬时能减轻残肢末端压力。也可以用质轻高强的碳纤维制作成 AFO 接受腔，足部假肢将更轻便，步态更自然。

4. 硅胶假脚：整个假脚用硅胶材料制成，足部缺失部分用硅胶填充，因人而异定做而成，外观较逼真，穿着舒适、卫生，残肢适配性较好，步行较自然。

5. 塞姆（Syme）假肢：塞姆截肢术允许残肢末端完全负重，手术将导致截肢侧下肢较健侧缩短 4～7 cm，可以容纳安装有踝关节或具有踝关节运动的假脚，如碳纤维脚板。塞姆假肢用树脂材料制作成外接受腔，可做成开口式，内有软性接受腔保护残肢，球形残端可以用来悬吊假肢。因塞姆截肢后残端可负重，安装假肢后，可获得良好的步态。

6. 硅胶套小腿假肢：因糖尿病足造成的小腿位置截肢，为了保护残肢，安装假肢时建议配置硅胶残肢套来代替 EVA 软性内接受腔，硅胶套可以选择带锁具或不带锁具。硅胶套根据残肢围长选择合适的大小，树脂材料制作成外接受腔，连接件、踝关节、假脚根据患者具体情况配置。因为残肢穿了硅胶套，可以起到辅助悬吊假肢的作用，接受腔边缘高度可以适当降低。

　　矫形器是用于改变神经肌肉和骨骼系统的功能特性或结构的体外使用装置。用于糖尿病足的下肢矫形器主要作用是改善足踝的生物力学，重新分布足底不正常的压力，预防或治疗足底溃疡，从而减少截肢的发生。常用的下肢矫形器有：

　　1. 糖尿病鞋垫：糖尿病鞋垫有成品和定制之分，预防足底溃疡的发生可选用成品鞋垫，这种鞋垫一般由两种不同密度的材料制成，较软的材料在上层接触足底皮肤，较硬的材料用作支撑以保持形状和结构的完整性。如果足部已有畸形改变，足底有严重的溃疡，可以定制鞋垫来治疗。定制鞋垫传统的方法是模塑法，即取足的石膏阴型，修整石膏阳型，加热鞋垫材料，在石膏模型上塑出鞋垫的方法。随着科技的进步，现在可以用扫描仪采取足底的三维数据，用计算机设计和机床加工出鞋垫，可以做到位置精确的减压。

　　2. 糖尿病鞋：糖尿病鞋足趾部应足够宽和深，预防足趾压力的增加，鞋整个深度要增加，留出了鞋垫的厚度。鞋的内衬要柔软且避免粗糙的接缝，鞋的面料要相当柔软和有韧性，使脚穿着舒适。鞋底一般采用弧形底，方便迈步和减荷。严重的 Charcot 足畸形可以量身定制鞋，样式和材质都可选。

　　3. 减荷鞋：也称为"半鞋"，分为前足减压鞋和后足减压鞋，即前足底悬空或后足底悬空来减免足部负荷，治疗足底溃疡。

　　4. 全接触石膏（total contact cast，TCC）：将踝关节保持中立位，骨突位置用软衬垫保护，用高分子绷带从足趾缠绕至小腿肚，制成硬化后可以协助行走的支具，治疗足底溃疡。原理是增加了后足负荷，减少了前足负荷，前足底的泡沫板材有效减轻跖骨头的负荷，石膏壁传递了部分负重，降低了足底压力。

　　5. 可拆式步行靴：可拆式步行靴的原理和 TCC 相同，步行靴足底有软性垫，足部和小腿部由软性布料包裹，通过尼龙搭扣固定，小腿外侧有硬性材料支撑，足底是弧形底。可拆式步行靴比 TCC 的好处是方便拆卸，降低对病人的生活妨碍。

　　6. 定制式踝足矫形器：可以用模塑法为病患定制下肢踝足矫形器，用聚丙烯板材定制成全接触矫形器，足底用软板材定制成足垫，起到稳定足踝、改善足底压力的作用。典型矫形器是 Charcot Restraint Orthotic Walker（CROW）。

四、康复治疗的实施与注意事项

1. 康复治疗：根据患者不同病情，为患者制订详细的运动计划，加强肢体功能锻炼。适量运动能改善患者异常的糖代谢状态，增加胰岛素对葡萄糖受体的敏感性，降低血糖，同时还能增强心肺功能。

比格尔运动法：患者取平卧位，双腿上举，与床面呈 60°～90°，停留 30 s～2 min，至脚尖苍白或局部缺血状态时将腿放下；将脚垂至床沿下 2～5 min，直到感觉脚底发热或充血，然后脚踝部分上下左右活动约 3 min，至脚部颜色红润。每日两次上述运动，每次反复进行约 30 min。需静卧患者要在协助下活动，并按摩肢体受压部位。

运动锻炼：适合糖尿病足患者的运动方式有散步、慢跑、太极拳、游泳、乒乓球等，患者可根据自己的爱好选择喜爱的运动。运动量要注意循序渐进，餐后 1～1.5 h 是进行运动的最佳时间，这时候最有利于降低血糖，运动频率可每天 1 次，或者一周 4～5 次，每次运动时间 30～60 min，以患者不疲劳为度。

2. 物理因子治疗：有紫外线治疗、超短波治疗和红外线治疗。当溃疡面有分泌物时，可应用紫外线及超短波联合治疗。紫外线可直接杀灭病原体或改变微生物生存环境，抑制其生长繁殖，并可促进细胞生长、分裂和增殖作用，同时联合超短波可以达到改善血液循环，改善组织细胞营养和再生条件，减少分泌物，促进溃疡愈合。当溃疡面分泌物减少或无分泌物时可应用红外线治疗，在热作用下，促进血液循环，增强组织细胞的活力和再生功能，达到消炎、镇痛、镇静的作用。注意防止烫伤。

五、康复治疗的路径

1. 康复治疗：早期抬高患肢，限制活动，减少体重负荷；指导患者或家属按摩患肢，从足趾开始向上至膝关节，每次 20 min，每天 1～2 次；要求患者穿大小合适的软鞋，早晚坚持循序渐进的步行运动，步伐保持均匀一致，步行中出现不适，可休息后继续行走，避免盲目加大运动量。

2. 物理因子治疗：糖尿病足 1 级，重点在于抗感染、消除水肿、促进溃疡愈合，采用波长 7.37 m、频率 50 MHz、功率 50～80 W 的超短波治疗，电极于患部对置，无热量，8～10 min；紫外线强红斑量（8～10 MED）照射，隔天 1 次，3 ~ 5 次。

糖尿病足 2 ~ 3 级，采用气压血循环仪治疗，压力 50 ~ 70 mmHg（1 mmHg ≈ 0.133 kPa），每次 30 min，每天 1 次，心肾功能不良患者慎用或不用；超短波、紫外线治疗（分泌物较多时选择紫外线超强红斑量，10 ~ 20 MED）。糖尿病足 1 ~ 3 级患者均可配合高压氧治疗，采用多人氧舱，均匀加压 20 min，至 0.2 MPa 稳压下带面罩吸氧 60 min，中间休息 10 min，匀速减压 20 min 后出舱。

3. 康复教育：积极向患者宣传有关糖尿病足的防治知识，包括严格的糖尿病饮食控制和血糖监测，保持足部清洁卫生，正确修剪指甲，避免足部损伤、刺激性药物的使用及长时间双脚交叉，定期检查足部皮肤等。合理的康复指导和治疗，可帮助患者提高对糖尿病足的认识，预防糖尿病足的发生和复发，在足病出现的早期及时处理。

（刘莉莉　赵勇）

第二章　糖尿病足护理

1. 护理策略

根据患者足病的不同分级（Wagner）采取相应的护理策略。

0 级：以预防为主的健康教育，综合控制血糖、血压、血脂。

1 ~ 2 级：评估足病发生的原因，给予针对性的健康教育，提高足部护理能力；对症处理局部症状；促进伤口愈合，提高患者舒适度。

3 级：在 1 ~ 2 级的基础上协助完成各项检查，对症处理局部及全身症状。

4 ~ 5 级：在 3 级的基础上加强心理支持，必要时做好围手术期护理及康复训练。

2. 护理方法

（1）促进伤口愈合

① 合理饮食：提供高蛋白易消化糖尿病饮食，在尽可能维持血糖稳定的基础上，为足部伤口恢复提供足够的蛋白质。指导患者多选择鸡蛋、鱼、虾等蛋白质含量丰富、脂肪含量低、对血糖影响较小的食物；控制牛奶、红肉类等食物每日的摄入量，以免乳糖或脂肪造成血糖较大波动。

② 合适体位：患者采取自主卧位，患侧肢体下垫软枕。总体原则不使伤口受力、受压。对于感染严重的患者，患肢的摆放位置应使伤口处于体位最低点，以利用重力作用达到脓液引流或局限、防止逆行感染的目的。

③ 休息与运动：根据伤口类型，选择合理的运动方式，如压力性溃疡的患者，需避免下地负重活动，指导患者行踝泵运动。

④ 积极控制血糖：准确规范使用降糖药物，做好饮食、运动等相关指导，加强血糖监测，确保血糖控制稳定以利于足部伤口恢复。血糖控制目标应综合患者年龄、病程、并发症、合并症等情况采取个体化原则。

⑤ 按时应用抗生素：遵医嘱按时使用抗生素，以达到并维持有效血药浓度。

⑥ 观察伤口及敷料情况：加强观察足部末梢色泽、温度、疼痛等情况；观察敷料渗血渗液情况，及时更换；做好管道护理，妥善固定，避免扭曲，保持负压压力，保证引流通畅（应用负压封闭技术时）。

（2）促进患者舒适

① 疼痛的护理：评估患者足部伤口疼痛等级，以及有无伴随症状，给予相应的分散注意力等心理指导和安慰。当疼痛影响生活或睡眠时，遵医嘱使用止痛药物，以保证患者舒适的休息和充足的睡眠。

② 保持全身及足部局部清洁：糖尿病足往往病程较长。期间患者应避免淋浴，减少对伤口的影响，以免加重感染。但可每日擦浴以保证身体清洁。尤其伴有发热的患者，可以温水擦浴，勤换衣裤。足部健侧肢体每日正常水洗，注意控制好水温并擦干；患侧肢体可以温水毛巾擦拭，避开伤口及敷料部位。

③ 做好心理护理：足病患者因病程长、花费高，往往伴有一定的心理问题，需加强患者及家属的心理干预，提供有效的心理支持。

（3）预防足病再发

①　评估：协助做好患者基础疾病及合并症等检查；做好足部血管神经筛查；评估患者日常足部护理习惯、此次发生足病的原因及对策；既往血糖、血压、血脂控制情况及自我管理行为；吸烟、饮酒史；患者对此次足病的看法和认识。

②　健康教育：针对评估结果进行相应健康宣教，改变患者不良自我管理行为，督促落实正确洗脚及修剪趾甲，选择合适的鞋袜，压力性溃疡患者必要时使用减压处方鞋；落实戒烟限酒。

3. 护理流程图

护理流程见图 7-8 所示：

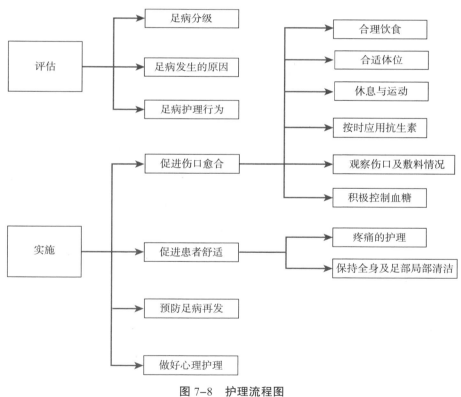

图 7-8　护理流程图

（韩　晶）